あなたは半年前に
食べたものでできている

村山 彩

JN122332

サンマーク
文庫

文庫化にあたって

親愛なる皆様

二〇二一年の少し肌寒くなったころ、編集担当さんから文庫化のお話をいただきました。

拙著が世に出てからはや八年の時が経過していました。

八年を振り返るなか、もっとも大きな出来事として、現在も続いている新型コロナウイルスのパンデミックがあります。世界中が翻弄され、より一層「健康」でいることの大切さを多くの方が感じたのではないでしょうか。

わたくしごとですが、あれから二人の子どもを出産し、いまは子育ての真っ最中です。子育てのなかでも、この本の軸である「運動＋食」をブレずに地道に続けることで、毎日を乗り切れているように思います。

運動については、以前のように走りに行くというよりも、子どもたちの学校・習い事の送迎や、全力で一緒に遊んで汗をかくことがよい運動になっています。

食事も手の込んだ華やかなお料理ではありませんが、シンプルで栄養のあるものを日々おいしく食べています。

迷いながらも、自分が継続できる方法を見つけ、それを日々積み重ねることが一番大切だと思います。

わたしたちを取り巻く環境は大きく、厳しく変わっていますが、「運動＋食」という基本を大切にし、前向きに進化できることを心より願っています。

二〇二二年一月吉日

村山　彩

実践者の声

「体の大そうじをして、悪い食欲を手放したら、夜中にラーメン屋さんの前を通っても、不思議と『食べたい』と思わなくなりました。前は、家への帰り道にある何軒かのコンビニに入らないようにガマンをしてガマンをして、最後のコンビニでお菓子を買ってしまうこともあったのですが、アドバイスをもらってから、『食べたい気持ち』そのものがなくなったので、ガマンすることもなくなりました。それがいちばんうれしいです」（三〇代・女性）

「以前は、仕事のストレスで、あっというまにお菓子を一袋食べてしまうこともザラにありました。でも、食欲のコントロールを実践したら、なくなりました」（二〇代・女性）

「現役時代は、仕事の疲れから、夜中にコンビニの袋いっぱいに買い物をして、暴飲暴食してしまうこともあった。そこで退職を機に日常生活そのものを見直した。肉中心の食事をした翌日は魚中心の食事にする、体が重いと感じたときには軽くても少し長めの運動をするなどした。結果として、仕事人間でもっともストレスがかかっていた時期と比べて約一五キロの体重減となっている」（六〇代・男性）

「運動をして動物的なカンを取り戻したのか、運動のあとはレバーが食べたくなります。そして、飲むと食べられなくなると体が知っているのか、好きだったお酒を飲みたくなくなってきました。飲みたくなるときは、自分の体がつくれていない証拠だと、飲みたい気持ちをバロメーターにしています」（四〇代・女性）

「毎日夜遅くまで働いて、食事も不規則。そんな二〇代から三〇代前半までの時間を過ごして、心身ともに悲鳴をあげていました。そこで、まず運動を始めて、朝ご飯をしっかりとりはじめました。レシピを前日の夜に考え、早めに起きて自分でつくり、ゆっくり時間をとって食べる。その結果、家族のために食事をつくることで一家団欒（だんらん）の時間が増え、体重や体脂肪もベストの状態がキープできています」（三〇代・男性）

はじめに

食欲のセンサーは正常に働いていますか？

好きなものを好きなだけ食べても、健康的で、太らない自分を手に入れる。

「ありえない」と思いますか？

でも、そんな、〝うまい話〟があるのです。

人間とは本来、食べたいものを食べたいだけ食べる生活をしていれば、健康でいられるものです。

自然界の生き物たちを見てください。

ダイエットなどしなくても、栄養学など教わらなくても、好きなものを好きなだけ食べている。

でも、太りすぎず、健康的な体をしています。

生き物とはそういうものですし、それは人間も同じです。

食べたいものを、食べたいときに、好きなだけ食べる。

しかしながら、人間がそんな生活をすれば、メタボで不健康な体になってしまうのが現実です。

なぜ、人間だけが不健康になってしまうのでしょうか。

それは、**人間の「食欲」のセンサーが、ストレスでくもってしまっているから**です。

人間の体は、本来自分が必要としている栄養素が足りなくなると、「食欲」というサインを出して摂取を促します。このとき、**「食欲」のセンサー**

が正しければ、体にとって必要な正しい栄養素を自然と欲し、それを体が取り込んで、正しい健康体が保たれます。

たとえば、ビタミンやミネラルが足りなくなれば野菜や果物が欲しくなるし、エネルギー不足になると、炭水化物や脂質などの多いガッツリしたものが食べたくなる。

では、もし「食欲」のセンサーが、くもってしまっていたらどうでしょうか？

本当はビタミンが足りないのに、センサーがくもっているために、何が必要なのかわからない。けれども体は、不足している栄養素があるので、「何か食べたい」という信号を脳に送りつづけます。

すると私たちは「食べたい欲」を満たそうとして、手当たり次第に食べてしまう。あれこれ食べて、ようやくビタミンに行きあたると、やっと「食欲」が満たされる。あるいは「これ以上は食べられない」という状態、つまり満腹になるまで食べることで「食欲」という欲望自体を消してしまうのです。

これを続けていると、どんどん不健康な体になってしまいます。そして、ダイエットのためにガマンを重ねることになる……。

そうです、**くもった「食欲」のセンサーで生活を続けていると、どんどん自分自身を苦しめることになる**のです。

「食欲」のセンサーが狂うとは、こういうことです。

しかし、逆にいえば、**「食欲」のセンサーを磨き、自分を苦しめる「食欲」を手放してやれば、野生で暮らす健康で美しい生き物たちと同じように、好きなものを好きなだけ食べて、健康的な体を維持することができる**のです。

では、どうすれば「正しい食欲」を取り戻せるのでしょうか。

一生健康でいられるゴールデンチケットを手に入れる方法

その前に、少し私の仕事についてお話しさせてください。

私は日本で初めて、アスリートフードマイスターという資格を取得しました。現在はオリンピックのメダリストなどトップアスリートを含め、一般の方たちにも食事指導を行っているほか、出産前はトライアスリートとして国内外の試合に出場していました。


アスリートフードというと、みなさんはどんなものを想像されますか？

サプリメントでコントロールされた特殊な食事？

高カロリー、高タンパクのボリューム満点の食事？

いずれにしても、「自分が普段食べているものとは違う」というイメージをおもちになる方も多いかもしれません。

もちろん、レース前や特殊な環境においては、そういう食事もないわけではありません。

でも、普段はそうではありません。アスリートにとっていちばん大切なのは、レースの数時間の間に、自分がいまもっている最大限の力を発揮することです。そして、そのための食事は、けっして特別なものではありません。

「アスリートフード」として提唱しているのは、「正しい食欲」から生まれるナチュラルな食事です。手軽に、普通に、誰もが手に入れられる食材と調理法でできる、みなさんにもなじみの深い食事です。

「正しい食欲」のセンサーを取り戻し、体にとって必要なものを必要なだけとることで、アスリートはもてる力の最大限のパフォーマンスを発揮することができます。

そして、これはアスリートではない人たちにとっても同じです。

「正しい食欲」のセンサーを取り戻せば、アスリートと同じように、老若男女誰でも健康な体になり、自分がもつ本来の力や能力が発揮できるようにな

ります。

何を食べれば、自分の本来の力を発揮できるのか。人は意外とそれを知りません。その食事のコツをお伝えするのが、アスリートフードマイスターの仕事です。

「正しい食欲」を取り戻し、好きなものを好きなだけ食べても、太らない健康的な体を手に入れる生活――。ぜひこれを、いまから始めてほしいのです。

あなたの脳も、神経も、骨も、半年前に食べたものでできている

突然ですが、あなたは、半年前に何を食べていましたか？

健康的な和食？

ストレスでお酒ばかり飲んでいた？

ついつい、毎日お菓子を食べてしまっていた？

それとも、覚えていない？

じつはその「半年前に食べたもの」が、いまのあなたをつくっています。手も足も骨も神経も脳でさえも、食べ物以外からつくられることはありません。

いま、もしあなたの体調が慢性的に悪いとすると、その原因は半年前に食べたものかもしれません。

いま、もしあなたの仕事の調子が悪いとすると、その原因は半年前の食生活かもしれません。

脳の細胞も食べ物でできているのですから、脳が力を発揮していないために、いいアイデアが出なかったり、調子が出なかったりする可能性が高いからです。

もしあなたがこれから先、一〇年後、二〇年後も心身ともに健康的な生活を送りたいのなら、いま、「食欲」のセンサーを正しいものに直す必要があ

ります。

これから先もずっと幸せな人生を送りたいのなら、「正しい食欲」を取り戻し、何をどう食べるかを、見直す必要があります。

私はこの本で、「正しい食欲」を取り戻す方法についてお話しします。**その方法とは、簡単にいってしまえば、二〇分程度の汗をかく運動をして、おなかをすかせてから、バランスのいい食事をとることです。**私はこれを**「体の大そうじ」**と呼んでいます。

「体の大そうじ」をすれば、センサーが正常に作動し、「正しい食欲」に戻ります。すると私たちが人生で「ガマン」する時間は格段に少なくなります。センサーが命じるままに、食べたいものを食べていれば、自然に健康が維持されるからです。

「運動かぁ、苦手だなぁ……」

そう思った方、少しだけ待ってください。

これまで、やせて健康的になるために、食生活を変えようと食べたいものをガマンして、逆にストレスになってしまった経験はありませんか？

食べたいものをガマンしてストレスがたまると、いつか爆発してリバウンドしてしまったり、いつのまにか、食生活に気をつけること自体をやめてしまったりすることが多いのです。

「食生活を変える」ことからスタートしようとすると、食欲を抑えることだけに意識が向いてしまうからです。

ところが、運動を取り入れて体の悪いものを出す「体の大そうじ」から始めると、「食欲」自体を変えることができます。ジャンクフードや油ものが食べたいという「自分を苦しめる食欲」が自然と減り、欲しいと思わなくなります。

これが運動の大きな効用です。運動の効用については第二章でくわしく説明しますが、ともかく大本の「食欲」そのものが変わってくる。
「食欲」は変えられる、という点に着目してほしいのです。
たとえいまは間違った「欲」、間違った「食欲」にどっぷりつかっていても、それは未来永劫（えいごう）、続くものではありません。

私自身がそうだったように、運動を取り入れた生活スタイルに変えるだけで、正しい「欲」に変えていくことができるのです。

私はこれまで人生の半分以上を「ダイエット」と「ガマン」に費やしてきました。その私が、いまでは何も「ガマン」することなく、好きなものを好きなように食べて健康体を維持しているのですから、ぜひ、ためしていただきたいのです。

ガマンしなくても、太ることはなく、リバウンドしたり、暴飲暴食に走ったりすることもなく、一生健康な生活を送ることができる。そして自分のもつ力を最大限発揮できる。

そのゴールデンチケットが、正しいセンサーに基づく「正しい食欲」です。

では、具体的にどんなことをすればいいのでしょうか？

これから、その話をしましょう。

あなたは半年前に食べたものでできている　もくじ

文庫化にあたって……3
実践者の声……5

はじめに

食欲のセンサーは正常に働いていますか？……8
一生健康でいられるゴールデンチケットを手に入れる方法……12
あなたの脳も、神経も、骨も、半年前に食べたものでできている……14

第一章　「正しい食欲」と「間違った食欲」がある

日本人の食欲のセンサーはこわれている!?……30
メタボの原因は、カロリーではなくバランスだった……33
なぜ、体に悪いものを食べてしまうのか？……38
食事を見れば、服の下の体がわかる……40
あなたは、半年前に食べたものでできている……46
本能は、自分を幸せにしてくれない……51
サラダを食べていれば太らない、は大間違い……54
「野菜を食べよう」といわれる本当の理由……57
カロリーゼロ食品のよくあるカン違い……59
自分へのごほうびは、本当のごほうびにはならない……62
能力ではなく、「何を、どう食べているか」で人生は変わる……65

正しい食欲を取り戻す方法……69
運動をすると、足りないものが自然とわかる……73
食欲のセンサーは「運動＋正しい食事」で磨かれる……76

第二章　「正しい食欲」は運動で取り戻す

二〇分、汗ばむくらいの運動で、体の中の悪いものを押し流す……82
いつ、運動をするのか？……85
ダイエットとガマンのサイクルから抜け出せた理由……88
食生活がこわれると、体もこわれる……95
食事と運動で、強い心と体を取り戻す……98
プラスの動機で食生活を変えられるのは運動だけ……103
走ったことを後悔した人が一人もいない理由……107

食欲のセンサーがくもりかけたときに、直す方法……111
疲れたときにこそ、動くことをすすめるのはなぜ？……116

第三章　正しい食事をするための生活習慣

体の大そうじに必要な食事とは？……120
おかずは、色で考えなさい……125
つい食べすぎてしまったら、どうすればいいのか？……128
外食するなら焼き鳥屋に行きなさい……131
ねぎ、しょうがなどの薬味ははずさない……134
フルーツ代は固定費と考える……138
コンビニでは元の形が見えるものを選ぶ……141
体貯金は八、心貯金は二の割合で考える……144

ゴールをイメージして食材を買おう……149

第四章　「食」を味方にできる人、できない人

何を食べるかで、人生は決まる……154
何を、どう食べるべきか？……156
「おにぎり一個＋豚肉」と、「おにぎり一個だけ」ではどちらが太るか？……161
「これを食べれば、すぐ健康になる」ものはない……163
実力をすべて出し切れるかどうかは「食事」で変わる……167
冷蔵庫の代謝は、あなたの代謝と同じ……173
お箸をきちんと持つ人で太っている人はいない……177
この食べ物が半年後の自分になってＯＫか？……180
「勝負食」で人生の質を高めよう……183

前向きなメンタルは食事×運動でつくられる……187
いまここにある「自分」を知ることから始めよう……189
食事の管理はお金の管理と同じ……191
運動すると幸せの総量が増えてくる……195
心と体が一致したら、人生は四輪駆動になる……197

第五章　実践！　村山食堂

毎日の献立の考え方……202
手間いらずな一汁三菜　村山定食……203
炊くだけ！　ごはん／焼くだけ！　ぶりの照り焼き／ゆでて混ぜるだけ！　トマトと小松菜のあえもの／栄養たっぷり！　ひじきの煮つけ／手間なし！　豆腐とじゃがいものみそ汁

一汁三菜を、2品にまとめよう！　簡単メニュー……206
走ったあとによく食べます、豚トマト丼／ニラじょうゆ豆腐
鶏むね肉のさっぱり梅ひじき丼／余り野菜のみそ汁
一汁三菜が、なんと1品に！　驚きメニュー……210
炊飯器のボタンを押すだけ！　トマトチキンライス
お鍋ひとつだけ！　具だくさんみそ汁
疲れて外食したい日に、「これだけ」つくろう　簡単メニュー……214
切るだけ！　ネバネバ小鉢
火を使わない！　にんじんのビューティーサラダ
フライパンひとつ！　高野豆腐とパセリの卵とじ
洗いものひとつ！　卵とほうれん草のココット
運動前後に食べたい！　栄養補給＋太りにくいメニュー……218
あさりの佃煮とパセリのおにぎり
ブルーベリーバナナライススムージー

バナナホットヨーグルト
納豆と山いものスープ
村山家の冷蔵庫を大公開……222
乾物に助けられています!……224

おわりに……225

ブックデザイン　轡田昭彦・坪井朋子
カバーイラスト　©春日葉子/WAHA/amanaimages
編集協力　辻　由美子・株式会社ぷれす
料理写真　邑口京一郎
企画　佐藤富美子（サンマーク出版）
編集　池田るり子（サンマーク出版）
新井一哉（サンマーク出版）

第一章

「正しい食欲」と「間違った食欲」がある

日本人の食欲のセンサーはこわれている!?

多くの日本人の「食欲」のセンサーはくもってしまっている――それを示している例があります。それが、メタボの広がりです。

みなさんは、メタボについて説明を受けたことがありますか?

メタボとは、メタボリックシンドローム（内臓脂肪症候群）のこと。太って、だんだん内臓に脂肪がつくと、高血圧や脂質異常、高血糖が引き起こされ、心臓病や脳卒中などの原因となります。

令和元年の厚生労働省の発表によれば、四〇歳から七四歳でメタボリックシンドロームが〝強く疑われる人〟は男性二九・八%、女性九・五%、〝予備群〟は男性二四・七%、女性七・二%とされています。

驚くべきことに、男性は二人に一人、女性は六人に一人がメタボリックシンドロームが強く疑われるか、あるいはその予備群だというのです。いまやメタボは、日本の国民病といってもいいのかもしれません。

ところが、です。ここに驚くべきデータがあります。

不思議なことに、「太りすぎ」であるメタボが増えているはずなのに、現代人の摂取カロリーは、なんと終戦直後の一九四六年より少ないのです。日本人の総摂取カロリー数の推移を見てください。（厚生労働省：国民健康・栄養調査から）

一九四六年　一九〇三キロカロリー
一九五〇年　二〇九八キロカロリー
一九七〇年　二二一〇キロカロリー
一九七五年　二二二六キロカロリー（ここがピーク！）
二〇〇〇年　一九四八キロカロリー
二〇一一年　一八四〇キロカロリー
二〇一七年　一八九七キロカロリー

一日の総カロリー数が食糧難で飢餓状態だった戦後すぐよりも少ないのに、メタボになる人が増えている……。

これこそが、「間違った食欲」をもつ人が増えている証拠だといえます。

肥満を防ぐにはカロリー制限が有効だというのが、これまでの常識でした。だから私たちは、せっせとカロリー制限をしてきました。「何を食べるのか」を決めるとき、まずカロリーを見る、という経験がある人も多いのではないでしょうか。

また、いわゆる「単品ダイエット」に代表されるように、りんごだけ、キャベツだけなど、低カロリーのものでおなかをふくらませたり、食事を抜いたりしたことも、誰にでもあることだと思います。

先進国では、メタボが健康を害する要因として深刻な問題となっていますが、日本でも最近では、肥満やメタボ予防のため、食品やメニューにカロリー表示をするのがあたりまえになっています。

また、ゼロカロリーの食品も次々と発売されています。ダイエット中の人はもちろん、そうでなくても、まずカロリーを減らすことを考える人がたくさんいます。その結果、総カロリーは貧しかった戦後なみに減ったわけです。

それなのに、なぜ私たちはメタボになってしまったのでしょうか？

じつは、**その大きな原因のひとつは「ＰＦＣバランス」と呼ばれる三大栄養素のアンバランスにあります。**

メタボの原因は、カロリーではなくバランスだった

ＰＦＣバランス、といっても聞きなれない方も多いかもしれません。

ＰＦＣのＰはプロテイン（タンパク質）、Ｆはファット（脂質）、Ｃはカーボハイドレイド（炭水化物）です。つまり、ＰＦＣとは、人間が生きていくために最低限必要な三大栄養素のこと。どれが欠けても人間は生きていけません。

ですから、足りない栄養素が出てくると、人の脳は「おなかがすく」＝「食欲が出る」というように、シグナルを出します。

「食欲」のセンサーがうまく働いている人は、タンパク質が足りないときには、魚や豆腐のようなタンパク質が豊富なものが食べたくなります。しかし、「食欲」のセンサーがくもってしまっている人は、「とにかく食べたい」という〝欲〟しか感知することができません。

そういうときに「食べたいものを、食べたいだけ」食べてしまえば、当然、どんどん太っていってしまいます。だから、とりあえずおなかがふくらむ、カロリーの少ないものを食べようと考えるのです。

私も、かつてカロリーを減らせばやせると思っていたときは、昼食に、社食のメニューの中でいちばんカロリーの低い三七八キロカロリーのお寿司だけを毎日食べつづけていました。

また、どうしても食べたいものだけを食べて、ほかのものからとるカロリーを減らそうとしていたこともあります。たとえば、からあげを食べてしまったら、おにぎりは食べないでカロリーを調節する、というような具合です。

けれども、ここに大きな間違いがあります。

じつは、カロリーを減らせば、やせるわけではありません。

やせるために本当に大切なのは、カロリーの数値ではなく、ＰＦＣのバランス、つまり栄養素の内訳なのです。

驚いたことに、栄養素のバランスが悪ければ、カロリーをいくら減らしても、肥満してメタボになってしまうのです。

私がせっせと三七八キロカロリーのお寿司を食べていたときも、一向にやせず、いまよりも太っていました。そのときは「なぜだろう……？」と不思議に思っていましたが、いまは納得しています。

なぜなら、摂取カロリーは少なくても、栄養バランスが狂っていたからです。

わかりやすい例をあげてお話ししましょう。
次にあげる二人のうち、どちらが太ると思いますか？
①一日一〇〇〇キロカロリーの油だけをとる人
②一日二〇〇〇キロカロリーの食事をバランスよくとる人

カロリー数だけ見れば、①の人は②の人の半分しかありません。でも、太るのは、どちらだと思いますか？

そう、明らかに①の人です。

じつは、日本全体で、これと同じことが起こっているのです。

摂取カロリーは低いのに、ＰＦＣのバランスが悪く、脂質を多くとっているから太る。これがいまの日本でメタボが〝繁栄〟している原因のひとつです。

また、代謝の問題もあります。代謝については第四章でくわしく説明しますが、取り込んだ栄養素を燃やしてエネルギーに変えたり、体の組織をつくったりして、いらないものは便や尿として排泄(はいせつ)する一連のサイクルのことをいいます。

もし、栄養素のバランスがくずれたり、運動をしなかったりすると、この代謝はうまくいきません。

取り込んだ栄養素がうまく燃えずに、代謝されないままだと、燃え残った燃料が脂肪となって、体内にどんどんたまってしまう。それがメタボの原因、内臓脂肪や肥満の原因となっているのです。

なぜ、こんなことが起こってしまうのでしょうか？　ドカ食いをしてしまったり、脂質の多い食べ物ばかりを食べたくなったり……。

なぜ「食欲」のセンサーは、狂ってしまったのでしょうか。

それは、おもに「ストレス」が原因です。

なぜ、体に悪いものを食べてしまうのか？

人間の体は、疲労がたまったり、精神的に追い詰められたりしてストレスがかかると、かかったストレスと同じくらい強い刺激で、そのストレスを打ち消そうとします。

多忙な生活を送っている人が、毎晩のようにお酒を飲んでいるのも、仕事の忙しい女性が、デスクでチョコレートを一気食いしてしまうのも、仕事のストレスをお酒や甘い食べ物で打ち消そうとしているからでしょう。

刺激には刺激で対抗する。それが体の自然な反応です。

心身が疲れていると、ものすごく辛いものや砂糖まみれのお菓子、油ギトギトの揚げものやポテトチップスなどに手が伸びてしまうのはそのためです。

私の知り合いの女性で、ある会社で事務職をしていた女性がいます。彼女は人当たりがよく、同僚からの信頼もあつく、とても仕事ができたのですが、仕事に行き詰まると、あっというまにチョコレートが一箱空いていることも珍しくなかったといいます。

また、主婦の方から、家事で疲れたときに、ついつい家にある買い置きのお菓子を食べてしまう、という相談を受けることがあります。

疲れたときについ、もうひとつ、もうひとつと食べてしまう。それは、お菓子の匂いの刺激、そしてお菓子の濃い味や油の刺激を必要としているからです。

とくに、ストレスがかかって体調が乱れているときは、いますぐ食べたい、たくさん食べたいという欲が強くなってしまい、すぐ手に入り、刺激の強い食べ物に「食欲」が流れやすくなります。

このように、**ストレスと同じくらい強い刺激を与えることで、ストレスを**

解消しようとしたために、本当に体が必要としているものではなく、頭が必要としている刺激物ばかりを食べるようになってしまった。

これが、「食欲」のセンサーがこわれてしまった大きな原因のひとつです。

食事を見れば、服の下の体がわかる

「食欲」のセンサーが狂ってしまっていることは、私たちが毎日食べているものを観察するとよくわかります。

もし、いま私があなたに「三日分の食べたものをすべて、写真に撮って送ってください」といったら、あなたは送ることができますか?

以前、私は映像の製作会社に勤めていたのですが、そのころの私だったら、とても恥ずかしくて送ることはできなかったでしょう。

なにしろ、朝はコーヒーショップのコーヒー。昼は忙しいので食べている暇がなく、夜は飲み会か接待。そのあと、深夜にしめのラーメンか焼き肉というおそろしい生活を送っていたのですから。

私は、**個人の食事指導をするときには必ず最初に、三日分の食べ物を写真に撮って送ってもらう**ようにしています。

なぜ、食べたものを写真に撮ってもらうのでしょうか？

それは、**食事を見れば、その人の「食欲」のセンサーがどれくらい狂ってしまっているかがわかる**からです。

先日、私はある男性の食事指導を引き受けました。食事指導の理由は、ダイエットのためや健康のためなど人によってさまざまですが、彼はとあるトライアスロンの大会に出るために、八一キロある体重を一年で一五キロ落とす必要がある、といって私に連絡をくれました。

もちろん、普段はそこまで急激なダイエットはしないように指導しますが、大会という明確な目的があったので、体をつくりながらダイエットをすることにしたのです。

彼にも、いつものとおりに、三日分の食事の写真を送ってもらいました。

三日分の食事の写真を送ってもらうと、「自分で手料理をつくり、健康に気をつけている」といっていた彼のメニューは、ステーキと肉じゃがだったり、豚のソテーに鶏のからあげが添えてあったりと、ほとんどが油料理で肉中心だったのです。魚料理はひとつもなく、野菜も圧倒的に不足していました。

彼自身も驚いたことでしょう。あらためて記録に残さなければ、食事のバランスがくずれているのに気づかないのです。

しかも、もうひとつ、体重を増やしてしまう原因がありました。

見せてもらった食事だけで、八一キロの体重になるだろうかと不思議に思ってくわしく聞いてみると、意外なことがわかりました。

彼は毎朝コーヒーショップに寄って、甘いコーヒーのいちばん大きなサイズを飲んでいたのに、それは写真に撮っていなかったというのです。つまり、彼にとって甘いコーヒーは、口に入れているものという認識ではなかったということです。

これが、現代人によくある「なんとなく食べ」です。

コンビニやコーヒーショップ、買い置きのお菓子などで、簡単に食べるものが手に入るせいで、知らず知らずのうちに、驚くほどたくさんのものを摂取してしまっているのです。

コーヒーに砂糖や牛乳を入れれば、かなりの脂肪分と糖分になります。甘いコーヒーのいちばん大きなサイズともなれば、カロリーも高い。ヘタをすれば、それだけでゆうに一食分を上回るカロリーになることもあります。

それが彼の頭の中では、「摂取したもの」としてはカウントされていませんでした。

また、写真を送ってもらうときに、ほとんどの方がおっしゃるのは「自分がこんなに食べているなんて、思いもしなかった」ということです。

人は、自分が食べているものを、じっくりと見つめ考えたことがないもの。

ひとつひとつのカロリーを減らしたつもりでも、何度も間食をしていたり、食事を減らしたはずなのに甘いコーヒーを飲んでいたり、三食ともラーメンと具の少ないパスタばかり食べて、炭水化物と脂質しか摂取していないのに気づかなかったり……。そのくらい、「いま、何を食べたいか」だけで毎回の食事を決めているからです。

だからこそ、「食欲」そのものを正すことが重要なのです。

たった三日分の食べ物を写真に撮るだけでも、抱えている食生活の問題点が次々と発見できました。

そこで、彼にはまず、和食のつくり方を教えることから始めました。

〝肉肉肉〟の食事のうち、いくつかは魚や豆腐、納豆などの大豆食品に置き換える。野菜、とくにきのこや海藻類などを多くとる。酢のものなど調理法のレパートリーを広げる。まずはこの三点をアドバイスし、油料理一辺倒の食生活を変えてもらいました。

そして、あとでくわしくお伝えする「体の大そうじ」を実践してもらい、運動と食生活を安定させた結果、**八一キロあった彼の体重は八か月間で一六キロ減少しました**。そしてその後、トライアスロンの大会をみごと完走。しっかり体づくりをしながらダイエットができたのです。

体重が減ったのはもちろんうれしいことでしたが、おもしろいのは、**彼の「食欲」そのものが変わってきたことです。あれほど「肉肉」「油油」を食べたがっていた彼が、あっさりした日本食を「おいしい」「食べたい」と感じるように変化していった**というのです。

こんなふうに食べ物を記録する、あるいは写真に撮るというのは、自分が口に入れたものを客観的に見直せるメリットがあります。

私も自分が食べたものを携帯で写真に撮り、ブログなどにせっせと載せたり、ちょこちょこ見返したりするようにしています。これは自分の記録を取っておくことと同時に、公開することで、間違った「食欲」に流れないよう、自分自身を戒める意味もあります。

あなたは、半年前に食べたものでできている

なぜ、くもってしまった「食欲」のセンサーを直す必要があるのでしょうか。

自分を苦しめる「食欲」をそのままにしてしまうと、どんなことが起こるのでしょうか？

人間は約37兆個の細胞でできているといわれています。

37兆個の細胞がぎゅっとひとつに集まったものが「自分」だといってもい

いでしょう。

たとえば、人間の体を透明なプラスチックの箱と考えてみてください。箱自体はもって生まれたもので、大きい箱、小さい箱、細い箱などいろいろな形があります。その中に細胞が詰まっているのが「あなた」です。

細胞は、粘膜などの早いものだと一日〜二日で入れ替わります。骨の細胞のように何年も入れ替わらないものもありますが、**平均するとだいたい半年くらいで、全部の細胞がチェンジする**と思っていいでしょう。

そして、その**細胞をつくっているのは、食べ物です。自分が食べたもの以外に、自分の体をつくる材料になるものはありません**。つまり、たったいま食べたものは、半年後の自分の体をつくっているといえます。

あなたの脳も、神経も、手も、足も、筋肉も、すべての細胞はあなたが食べたものでできているのです。

あなたがさっき食べたお昼ごはんは、半年後のあなたをつくっています。

そして、**いまの「あなた」は半年前に食べたものでつくられている**ということになります。

ということは、もし、いまあなたの体調が悪いとすると、その原因は半年前にあなたが食べたものに原因があるかもしれません。

もし、いまあなたの仕事の調子が悪いとすると、原因は半年前の食生活にあるといってもいいかもしれません。

脳の細胞も食べ物でできているので、よい言葉や考え、ひらめきも、よい食べ物でできたよい脳細胞から生まれています。

そう考えると、**心さえ食べ物でできている**といっても過言ではありません。心と脳細胞は密接に関係しているからです。

だから**もし、あなたがこれから先、一〇年後、二〇年後も心身ともに健康的な生活を送りたいのなら、いま、「食欲」のセンサーを正しいものに直さないと、その先はありません。**

いまだけお酒が飲めればいい、おいしいものだけ食べていられればいい、という生活をしていたら、半年後の自分は不健康になっているかもしれない。

これから先もずっと幸せな人生を送りたいのなら、何をどう食べるかは、どう生き、どう働くかと同じくらい重要なことなのです。

間違った「食欲」で食べてしまうのは、自分の体をゴミで埋め尽くしているのと同じです。

間違った「食欲」をそのままにしてしまうことは、そのくらいおそろしいことなのです。

「食べることだけはガマンしたくないよ」

「食事くらいは好きにさせてほしい」

そんなふうに思う方もいるかもしれません。

そういう人にこそ、「間違った食欲」のセンサーを手放してほしいのです。

「間違った食欲」を手放し、体がもっている本来の食欲のセンサーを取り戻せば、体が本当に必要としているものを「食べたい」と思うようになる。つまり、食べたいものをガマンする必要がなくなるということ。**好きなものを食べていても、健康で、太らない体を手に入れることができる**ということなのです。

たまに雑誌で、すばらしい体型をキープしているモデルさんが「好きなものを好きなように食べています」といっている記事を見かけます。

私も「正しい食欲」を取り戻すまでは「彼女らは自分とは違う体質だから、いくら食べても、夜中にラーメンを食べても太らないんだ」と思っていました。

でも、そうではありませんでした。アスリートフードマイスターとして仕事をして、モデルさんに多く会うようになって確信したのですが、**彼女らは「間違った食欲」のセンサーを手放しているから、夜中にラーメンを食べたくならない**のです。

そして、おなかがすいたときに、体に必要なものを食べたくなる、「正しい食欲」のセンサーを身につけているだけのことだったのです。

ですから、**「正しい食欲」を手に入れることは、無理にガマンをせずとも、好きなものを好きなように食べているだけで、健康で太らない体を手に入れられるようになるということなのです。**

本能は、自分を幸せにしてくれない

「つまりそれって、自分の本能に従って食べていればいいだけじゃないの?」

そう思われる方もいらっしゃるかもしれません。

食べたいものを食べるのは、人間の本能です。

本能は生きるために必要な直感ですから、本来なら、本能に従って行動していれば間違いないはずだと思いがちです。

でも「食欲」に関していえば、本能に従うことが、必ずしも自分を正しい方向に導いてくれるとは限りません。

たとえば、本能の命じるままに甘いものをたくさん食べてしまったり、お酒をたくさん飲んでしまったりします。

なぜ、そんなことが起こるのでしょうか。

「本能」が間違っているとき。それは、自分の体と心の状態に大きく関係しています。

自分の体や心の状態がよくないときにわきあがってくる「本能」と、状態がいいときの「本能」とは明らかに違います。

よくないときにわきあがってくる「甘いものが食べたい！」とか「お酒が飲みたい！」という欲は、体や心をいい状態にするためのものではありません。

それは、極端にかかってしまったストレスを極端にかたよったもので打ち消そうとしているだけ。**目先の本能、目先の欲には、極端な感情を極端な刺**

激でつぶそうとする、間違ったものが多いのです。

「本能」といっても、ストレスを解消するために、いわば応急処置として刺激物を食べようとしているのですから、長い目で見て必ずしも体のために正しい選択をするわけではありません。

「本能」と「正しい食欲」は違うものなのです。

つまり、**「本能」に従うことが、自分を幸せにするとは限らないのです。**

状態が悪いときにわきあがってくる食欲を、私は「口先だけの食欲」と呼んでいます。体が本来欲している正しい食欲ではなく、口先だけが求めている、口やすめのための食欲です。

一方、「正しい食欲」は、長い目で見て、自分に足りないものを補おうとする食欲です。

本能からくる、「間違った食欲」で食べるものは、半年後の自分を幸せに

はしてくれません。それが口先だけの欲なのか、長い目で見て自分をよくしてくれる「正しい食欲」なのかで、半年後の自分は大きく変わります。

「食べたい！」と強く思っても、一度立ち止まってみてください。それを食べて、自分は健康になれるのか。あとで太ったり、自己嫌悪におちいったりしないか、少し先のことを考えてみませんか。

サラダを食べていれば太らない、は大間違い

自分で食べるものは、自分で選ぶよりほかにありません。

「馬を水飲み場まで連れていくことはできるが、水を飲ませることはできない」ということわざがありますが、それは人間も同じです。何を食べるかを選び、実行できるのは自分しかいません。

それには、正しい知識が必要です。せっかく「いいものを食べよう」と思っていたとしても、それが間違った知識で選んだものであれば、自分の体の

ためにはなりません。

たとえば、世の中には、間違ったダイエットの常識がまかりとおっています。その最たるものが、「サラダを食べていれば太らない」です。

ダイエットといえば、野菜を食べるというのが定番です。いまでこそ、こうして食についての本を書いている私でも、知識がなかったせいでダイエットのためにひたすらサラダだけを食べつづけていた時期がありました。

でも**じつは、サラダを食べていれば太らない、というのは大間違い**です。

それはなぜだと思いますか？

ヒントは、サラダに入っている、野菜以外のものに原因があるということです。

あなたはサラダをどうやって食べていますか？

たいていの人はドレッシングかマヨネーズをかけて食べていると思います。

でも、よく考えてみてください。ドレッシングやマヨネーズは、何からできているでしょう？

答えは、油です。たとえあなたが、いちばんヘルシーな和風ドレッシングを選択していたとしても、ドレッシングのベースは油と酢なのです。

サラダにドレッシングやマヨネーズをかけるのは、油で炒めた野菜炒めを食べているのと同じ。だから、**サラダは、脂質の多い油料理だといえます。**

でも、サラダを食べている人にその自覚があるでしょうか。「サラダしか食べていないから、ヘルシー」と思っても、それは、油まみれの野菜炒めを食べているのと何も変わりがないのです。

サラダは太らない、ヘルシー。そう思い込んで、間違った知識で食べていると、逆に太ってしまうことにつながるのです。

せっかく食事に気をつけているのに、逆効果になってしまうのはもったいないことですよね。

そう、正しい知識をもつことは、「正しい食欲」を取り戻すのと同じくらい大切なのです。

「野菜を食べよう」といわれる本当の理由

もっとも、私は野菜の効用を否定する気は毛頭ありません。

体に必要な三大栄養素は、前にも述べたように、ＰＦＣ、すなわちタンパク質、脂質、炭水化物です。

炭水化物と脂質は、体内で燃えて、体を動かすエネルギーになります。タンパク質は、筋肉や髪、血液の材料になります。

そして、野菜に含まれるビタミンやミネラル、食物繊維は、直接、筋肉やエネルギー源になるものではありませんが、体内でエネルギーをつくるためには欠かせません。

野菜は、たとえていうならちょうど潤滑油のような役割です。

車でいえば、ガソリンが炭水化物や脂質、ボディ（車体）がタンパク質、それらをスムーズに動かすエンジンオイルがビタミンやミネラルの役目だと思ってください。

さらに、野菜には食物繊維がたくさん入っているので、血糖値のコントロールに役立ちます。また、食物繊維には、スムーズな排便を助ける働きもあります。

エンジンオイルがなくても車は動きますが、やがては調子が悪くなってしまいます。野菜を食べなければいけないとよくいわれるのは、そういう理由です。

それでも、あくまで野菜はサポーター。ほかの栄養素と一緒にとって、初めて効力を発揮することが多い性質のものです。

「バランスよく、いろいろなものを食べるほうが体にいい」と昔からいわれ

ていますが、それは、かたよったものだけ食べていると、せっかく食べたものの栄養素がうまく吸収されなくなってしまうから。火と薪(まき)があっても、空気がなければ燃えないのと同じです。

こういう正しい知識をもっているだけで、肉のつけ合わせにあるサラダを残さず食べる、サラダだけ食べるのではなく魚も一緒に食べるなどのことを、実行に移すことができるようになります。

カロリーゼロ食品のよくあるカン違い

サラダだけを食べていればヘルシーだと思ってしまうのは、カロリーオーバーさえしなければ、太ることはない、と思ってしまうからです。

その考えのもとに、カロリーゼロの食品は、いまや大流行しています。食品でも飲料でも、多くの商品がカロリーゼロをうたっています。

でも、カロリーゼロ食品をとりすぎると、「正しい食欲」のセンサーを失

ってしまうきっかけになるのです。

たしかにカロリーゼロの食品には、カロリーはほぼないかもしれません。けれどもそこには、おいしく感じさせるためのたくさんの細工がほどこされています。たとえば、カロリーゼロのドリンクなのにもし甘味があれば、甘味を出すための添加物が加えられていることを意味します。

添加物は、いまの日本の法律では害がないとされているかもしれませんが、ずっととりつづけた場合、自分自身やその次の世代にまったく影響を及ぼさないという保証はどこにもありません。

カロリーゼロを実現するために、さまざまな人工的な手が加えられてしまっている点が、私がカロリーゼロ食品をすすめないひとつめの理由です。

ふたつめの理由は、カロリーを減らしても、代謝が落ちてしまえば、脂肪はたまるからです。

カロリーを減らすと、「カロリーを使わなくても動く体になろう」と、体が努力しはじめます。そこで、どんどん低燃費の体になってしまうのです。たとえば、これまで一日に二〇〇〇キロカロリーを必要としていた人が、一五〇〇キロカロリーしか使わない体になってしまうということです。

そうすると、同じものを食べても、どんどん太ってしまうようになります。

日本人の消費カロリーが戦後の飢餓期より減っているのに、メタボが増えていることを冒頭で述べましたが、カロリーだけ減らしても、やせないのはこのためです。

三つめの理由は、カロリーゼロの食品に頼りすぎると、甘いものや刺激物を欲しがる「間違った食欲」が、根本的に改善されないからです。

「食欲」のセンサーが正しく働いていれば、必要以上に甘いものを欲しいとは思いません。でも、カロリーゼロだからたくさん食べたいと思うのは、つまりは甘いものをたくさん食べたいという「欲」のせいなのです。

その「欲」が正しく戻らない限り、センサーはくもったままですから、体に悪いものを食べて太ったり、体が冷えたりなど、いろいろな不調をきたすリスクがつねにあります。カロリーはどうあれ、「甘いものをたくさん食べたい欲」が直るほうがずっと健康的です。

実際に、人工甘味料のなかには、食欲を過剰に刺激したり、セロトニンという幸せホルモンの分泌を阻害したりするものがあると聞いたこともあります。

カロリーゼロだから、甘いものでもたくさん食べられる、と思ってしまう。これは、「食欲」のセンサーが狂ってきているサインと考えていいと思います。

自分へのごほうびは、本当のごほうびにはならない

ほかにも、「食欲」のセンサーが狂ってきてしまっているサインとして〝自

分への〝ごほうび〟が増えることがあげられます。

よく自分へのごほうびで、ケーキバイキングに行ったり、お酒を飲みに行ったりする人がいます。私もOL時代、決算で忙しかったあとや、ボーナスが出たあとは、「自分へのごほうび」と称して、スイーツの食べ歩きやケーキバイキングに行ったものです。

でも、それははたして〝ごほうび〟になっていたのか——そう考えると、まったくごほうびにはなっていなかったと思うのです。

もちろん仕事をがんばったことに対して、自分をほめてあげるのはいいことだと思います。ごほうび自体を否定するつもりはありません。

でも、ケーキの食べ放題に行くことが、本当の意味で自分へのごほうびになるのでしょうか？　適量以上のお酒を飲むことが、自分にとってプラスになるでしょうか？

私にとっては、害のほうが大きかったと思います。甘いものをドカ食いしたり、お酒をたくさん飲んだりするのは、自分の体を痛めつけるだけ。少なくとも、これからも働きつづけてくれる体のためにはなりません。

気分転換やストレス解消として、心の栄養だと考えることもできますが、じつはそうとも限りません。

なぜなら、ケーキバイキングに行ったあと、「あんなに甘いものを食べてしまった。太るんじゃないかしら」と不安になり、自己嫌悪におちいったこともあったからです。そのときは、心のごほうびにさえなっていなかったかもしれません。

それならば、**本当においしいと思えるケーキをひとつ買ってきて、血糖値の上昇をゆるやかにするために豆乳か低脂肪乳を飲んでひと息ついてから、ゆっくりと食べるほうが、ごほうびにふさわしい**かもしれません。友達と一緒に、おいしい和食のお店でゆっくりとごはんを食べるほうが、ストレス解消になるかもしれません。

体を痛めつけ、心の栄養にもならないごほうびは、本当のごほうびにはなりません。ここ最近の自分を振り返って、月に何回も「自分へのごほうび」

をあげている人は、少し考え直してみませんか？

体をこわしてしまうようなごほうびを増やすよりも、「正しい食欲」を取り戻し、本当に自分の体のためになるごほうびを選ぶ力を身につけましょう。

能力ではなく、「何を、どう食べているか」で人生は変わる

なぜ、「正しい食欲」を取り戻す必要があるのか。

それは、これまで書いてきたように、「体にいいものを食べることで、これから半年後の自分を変えていくことができるから」というのはもちろんですが、もうひとつ、大きな理由があります。

それは、**食べているもので、自分のもっている力を発揮できるかどうかが決まる**からです。


人は、一日三回食事をします。つまり、**一年計一〇九五回も食事をしてい**

ることになります。ちょうど野菜ソムリエの勉強をしていたときに、その数字を計算して、あまりの多さにびっくりしたものです。

一〇九五回、何を食べるかによって、出せる力が変わる。これは、アスリートたちが、食事に気をつけるいちばんの理由です。

クリスティアーノ・ロナウド選手をはじめ、一流のスポーツ選手たちが、試合に向け自分のいちばん力の出る食事をすることは有名です。彼らは、試合の何時間前に、どのようなものを食べれば、気分も体も整い、ベストパフォーマンスを出せるかを熟知しています。また、シーズンオフの期間に食べるものにも気をつけて、重要なシーズンに力を出しやすいような筋肉や骨をつくっています。

私自身がトライアスロンを始めて痛感したのですが、レース前にどんな食生活を送っていたかが、レースのパフォーマンスにてきめんに影響します。

どんなに実力がある人でも、ちゃんと力になるものを食べていなかったり、食べるタイミングや量を間違えたりすると、思うような結果が出せません。

レースの一時間なら一時間、プロ野球ならば何時間もの間、体が動きやすいような食事をとることが大切です。

スポーツはタイムや順位というわかりやすい結果が出ますが、**じつは一般の生活でも同じようなことが起きている**のです。

たとえば、試験のときにおなかが痛くなってしまったら、普段の実力が出ないことは、誰にでもわかりやすいでしょう。

甘いものやアルコールをとりすぎていれば、神経伝達に役立つカルシウムやマグネシウムが、体内から減ってしまいます。だから、知らないうちに集中力がなくなってしまう。スナック菓子や加工品に多く含まれるリンも、カルシウムの吸収を妨げるため、イライラしてしまう可能性が上がります。つまり、本当の実力を出せなくなってしまうのです。

子どもと向き合うときに、カルシウム不足で知らずにイライラしていたら？　公園に連れていったときに、体力不足で子どもと向き合えなかったら？

気づきづらいかもしれませんが、**アスリートではない人も、きちんと食事をしている場合と、そうでない場合は、本人が思う以上にパフォーマンスに差が出ているもの**なのです。

「人間は、もっている能力にそんなに差はない、違うのは、もっている能力をどれだけ発揮できるかだ」と聞いたことがありますが、まさにそうだと思うのです。

私は仕事の関係で、経営者など、いわゆる成功者の方たちと会うことがありますが、彼らに共通しているのは「食」を非常に大事にしていることです。彼らは「食」が社会的なパフォーマンスに影響していることを知っています。

食べたもので、出せる力が変わる。能力と同じくらいに、何をどう食べたかが大事。つまり、何をどう食べるかは、人生の結果さえも左右してしまう

のです。

正しい食欲を取り戻す方法

食の大切さの話をすると、多くの人は「では、食生活を変えなければ」と思うようです。

でも、**じつは、食生活を変えようとしても、「正しい食欲」のセンサーは手に入りません。**

「食生活を変えなければいけない」というところからスタートすると、「食べたい欲」そのものは変わっていないので、ガマンしなければいけないものがたくさん出てきます。

ジャンクフードをいっさい食べてはいけないとか、塩分は控えないとダメだとか、油ものは敵と考えてガマンしようとか、「食欲」はそのままなのに、ガマンする項目だけが増えていく。

だから「食生活を変えよう」からスタートしても、つらいし、ストレスがたまります。どうしても義務的、強迫的にならざるをえません。

すると、体が変わる前に、生活を変えることそのものをやめてしまったり、「食欲」が変わるのではなく単にガマンしつづけるだけの人生になってしまったりするのです。

では、どのようにして「正しい食欲」を手に入れたらいいのでしょうか。

「食欲」をつかさどっているのは脳です。脳はさまざまな指令を出して、人間の体を健康に保とうとしています。体の細胞は、その指令によって正しく働き、健康を維持しています。

食生活が乱れ、栄養素がかたよってくると、体の細胞は脳から出る指令を正しく受け取れなくなります。つまり「食欲」のセンサーがくもってしまい、働かなくなる。

でも、人間の体はとても頑丈につくられているので、ちょっとやそっとのことでは死にません。栄養素が足りなくなって、脳のサインが受け止められなくても、ギリギリまで動いてくれるのです。

だからこそ、脳の「これが足りない、食べたい」というサインを逃さないように、センサーを磨いておく必要があるのです。

センサーを磨く方法とは何か？

それが、「二〇分の運動」です。

「うわっ、運動は苦手！　私には無理無理！」と本を閉じようとした方！　あと少しだけ待ってください。あと一〇ページ読んでくだされば、きっと気持ちが変わります。

なぜ、運動をすると、くもっていた「食欲」のセンサーが磨かれ、「正しい食欲」を取り戻すことができるのでしょうか。

それは、ひと言でいえば、「体の循環がよくなり、悪いものを押し出して

くれるから」です。

運動を取り入れて、体に刺激を入れてやると、体の中に停滞していたものが一気に動き出します。

たとえばランニングをすると、内臓が蹴りあげられるので、腸が動き出して便秘が解消されたり、汗が出て余計な老廃物を外に流したり、たまっていた内臓脂肪を燃やしたりします。

これは、**たまっている悪いものを出し切って、体中を大そうじするようなもの。**すると体がスッキリとクリアになり、体に本当に必要なものがわかる「食欲」のセンサーが磨かれる準備が整うのです。

また、もうひとつ重要なのは、悪いものが流れて、クリアになった体に、正しい食事を二食続けて食べて、その感覚を覚えさせること。

そうすると、体は徐々に、足りないものを食べて体に循環させることを思い出していきます。

すると、だんだん「体に必要なものを食べたくなる」という、「正しい食欲」のセンサーを取り戻すことができるようになってくるのです。

体の大そうじのためにどのようなものを食べたらいいのかは、これからくわしく説明しますが、まず、「正しい食欲」を取り戻すには、

①二〇分の、汗をかくくらいの運動

②運動で失った栄養素を補う食事をとる

このセットが必要なのです。

運動をすると、足りないものが自然とわかる

運動をすると、くもった「食欲」のセンサーが磨かれる。そのわかりやすい場面に遭遇したことがあります。

ある夏の夕方の暑い日に、駅伝に出たときのことです。各自、一〇キロほどを走り終えた選手たちが水分を補給できるポイントがあり、そこには水やスイカ、バナナなどが置いてありました。思い思いに好きなものを取っていいのですが、なんと**全員が、先を争うようにしてスイカを食べた**のです。普通だったらありえないくらいの大量のスイカが、みるみるなくなっていきました。

これは、**走ることによって失われたものを、体が正確に感知していた**からです。

普通に考えれば、水分が失われてのどがかわいていたのだから、まずは簡単に水分補給できる水に飛びつくはずです。でも、全員が水ではなく、スイカに飛びついた。

その理由は、**スイカには、水分や糖、カリウムなど、走ったことで失われた栄養素がたくさん含まれているから**です。

大量の汗をかくと、体液も失われて、脱水症状になります。回復するには水分だけでなく、体液に含まれるカリウムなどの電解質も補わなければなりません。スイカにはまさに、その大切な電解質が水分と一緒に含まれているのです。

また、激しく運動したあとは、体に活性酸素が発生します。スイカに含まれるリコピンには、活性酸素を抑える抗酸化作用があるので、スイカが食べたくなるのは道理といえます。

ぱっと見ただけで、失われたものが含まれているスイカが食べたいと思う。まさしくそれは、「食欲」のセンサーが正しく働いている証拠です。

なぜ体が、食べてもいないのに必要なものを見分けるのか——運動によってそれまでぼうっとしていた細胞がみな目覚めて、活性化するからだと私は思います。

ひとつひとつの細胞が生きるために必要なものをクリアに要求しはじめる。それが「スイカが食べたい」という欲求になってあらわれたのでしょう。まさに運動によって、センサーが磨かれ、「正しい食欲」がよみがえってくる典型的な例です。

食欲のセンサーは「運動＋正しい食事」で磨かれる

もうひとつ、運動によって「食欲」のセンサーが磨かれるわかりやすい例があります。

それは、運動をすると、いつもより野菜を食べたくなることです。野菜は健康にいいといわれています。でも、仕事に追われていたころの私は、野菜を積極的に食べたいと思ったことはありませんでした。

けれども、いま、運動をしたあとには必ず野菜を食べています。義務として食べているのではなく、食べたくなるから食べています。そして不思議なことに、ランニング仲間と食事に行くと、ほとんどみんな、いつもよりも野菜を食べたがるのです。

運動したあと、体が野菜を欲しがるのにはちゃんとした理由があります。野菜にはビタミンやミネラルが豊富に含まれています。それらは体内ででてきた活性酸素を抑えたり、疲労を回復させたり、筋肉の痙攣(けいれん)を防いだり、運動で失った栄養素を補う働きがあるからです。

また、運動のあと、トマトやきゅうりを見ると、むしょうに食べたくなることがあります。それは運動したことで体に熱がこもるために、体を冷やす作用のあるトマトやきゅうりを必要とするからです。

駅伝のあと、選手たちが夢中でスイカにかぶりついたのも、失った水分や糖、カリウムなどを補うのと同時に、熱くなった体を冷やすためでもあったのでしょう。

運動をすると、体の細胞が目覚めて本来の働きを始めるので、「正しい食

欲」のセンサーが戻ってきます。だから必要なものがわかるようになる。

そうなれば、面倒くさいカロリー計算や栄養価計算も、ガマンも必要なくなります。なにしろ体が必要なものを必要なだけ、欲してくれるので、その欲求にまかせておけばいいのです。

もともと人間は誰でも、「正しい食欲」のセンサーを備えていました。その証拠に、生まれたばかりの赤ちゃんはお母さんの母乳しか欲しがりません。飲む母乳の量も自分で決めています。母乳を飲みすぎて体調をくずした赤ちゃんなんて、聞いたことがありませんよね。

体は健康そのもので、気持ちもハッピー。もてる能力は存分に発揮できる。それが、そもそもの体の状態です。そこに戻していくのがセンサーの働きです。

ところが私たちは、ストレスの多い環境や乱れた食生活で、体に悪いものをたくさん体に取り入れ、「食欲」のセンサーを鈍らせてしまいました。

そのセンサーを正常に戻して、よみがえらせるのが運動というわけです。

もちろん食生活を改善したり、生活を変えたりすることで、センサーを正常に戻すことも可能です。でも食生活だけで、体を整えるのには時間がかかります。

私自身の経験からいっても、**てっとり早く確実に「食欲」のセンサーをよみがえらせるには、やはり運動がいちばん**です。

ただ、ここで**大切なのは、運動をしたら、必ずそのあとの二食は第三章や第五章でお伝えする「正しい食事」をとること**です。二〇分の運動をしたら、運動で失ったもの、体が必要としているものを二食続けてとる。これを、三セットほどはくり返してください。こうすることで体に、足りない栄養素を摂取するときの感覚や、気持ちを覚えさせることができるからです。

たとえば、みなさんも「運動して暑いから、ビール！」「運動しておなかがすいたから、ラーメン！」というような反応をしたことがあると思います。これは、運動をしたあとに、野菜などの体に必要な食事をとったときの気持ちよさを知らないことから生まれてしまう反応です。

これまで、運動しても「食欲」のセンサーが戻ったことがないよ、と思われた方は、運動のあとに、正しい食事をとってみてください。そうすることで、体が「正しい食事をとる」感覚を思い出しはじめるのです。

第二章

「正しい食欲」は運動で取り戻す

二〇分、汗ばむくらいの運動で、体の中の悪いものを押し流す

運動といっても、たくさんの種類があります。

寝る前に簡単なストレッチやラジオ体操をするのも運動ですし、週一回ヨガに通うのも運動です。

でも、「食欲」のセンサーを磨くための運動は、ある程度の強度がなくてはいけません。

目安としては体全体で汗をかくくらい。それくらいの強度があると、体中の細胞が動き出し、滞留していた悪いものが外に出されていきます。そして、たまっていた脂肪も燃やされていきます。

イメージとしては、体中の悪いものを一掃して、いいものを取り入れる感じです。大そうじして、新しいものに入れ替えていくのです。

どんなものでも、新鮮なものは、入れ替わりが活発です。人間の体も同じ

で、運動で体を動かしていると、悪いものが出ていきます。そこで、フレッシュできれいな食べ物をちゃんと取り込んでいれば、体の中でどんどん新しい栄養素が回っていく。つまり代謝がよくなるのです。

そのもっとも効果的な方法が、汗を流すくらいの強度がある運動です。

たとえば、ランニングや水泳、早足で歩くなどの運動もいいでしょう。


その中で、**私がいちばんおすすめしているのはランニング**です。

ストレッチやヨガで汗をかこうと思ったら、長い時間が必要ですが、二〇分ほどのランニングをすれば、しっかり汗をかいて、血行がよくなり、体の中にたまっていた悪い毒素が流れていきます。

ジムでマシンを使って走ってもかまいませんが、楽しみながら続けることを考えると、私はやはり外で走ることをおすすめします。季節の変化や風や太陽を感じながら、屋外を走る気持ちよさは、一度クセになるとやめられません。

これまで、いろいろなスポーツがブームになってきましたが、ランニングブームが、一〇年以上もの長い期間続いているのも、やっていて楽しくて、手軽で、何よりも体を変える効果があるからではないでしょうか。

そして、誰でも、すぐに、たった一人、道具もいらずに始められる。そんなところもランニングの魅力です。

ランニングを始めるのは難しいという方は、まずは二〇分、よい姿勢でしっかり呼吸をしながら早足で歩くことから始めてみるとよいでしょう。

体にクリアな感覚を定着させるためには、間を空けずに、できるだけこまめに運動することをおすすめします。

まずは、二週間続けてみてください。私のまわりの人を見ていると、**二週間もすれば、食生活が変わってくるのを実感できる人が多い**ようです。

細胞が平均半年で入れ替わることを考えると、できることなら、半年はその習慣を続けてほしいと思います。

いつ、運動をするのか?

問題は二〇分の運動の時間を、日常生活の中でどうやってつくり出すかです。これまで運動をする習慣のなかった人は「運動する時間がない」と思う方も多いのではないでしょうか。

かつての私も、そう思っていました。でも、一日は、二四時間。二四時間しかないということもできますが、二四時間もある、と考えることもできます。

私がつい、「今日は時間がないから無理だ」と思ってしまうときは、こう自分に言い聞かせています。「あのアメリカ大統領でさえゴルフに行く時間があるのだから、私が二〇分運動する時間をつくれないわけはない」と。

先日、私はOL時代の友人の女性に会う機会がありました。彼女も、育児で家にこもってから太り気味になってきてしまったといいます。そこでランニングをすすめたのですが、「子どもがいるし、家事もあるから、走りたいけどその時間がない」といっていました。

家事をしていて、子どももいると、自分の時間を二〇分とるのも難しいもの。そこで、彼女の一週間のタイムスケジュールを出してもらいました。

たしかに時間はギチギチでしたが、友人は、ランニングの時間をとることができるようになりました。

どうしたと思いますか？

スケジュールを見ると、友人は週二回、子どもをスイミングスクールに通わせていました。子どもがプールに入って、着替えて出てくるまでの二時間ほど、彼女はギャラリーでお母さんたちとおしゃべりしながら教室が終わるのを待っていたのです。

「その時間で、走ればいいんじゃない？」

私がそう指摘すると、友人は「そうだ！」と目からうろこが落ちたような表情になりました。

よくよく考えてみれば、毎回ギャラリーでずっと待機して、子どもを待っていなければいけない理由はどこにもなかったのです。スクールが終わったとき、親が迎えに来ていればいいのですから。

そこで彼女は待ち時間をランニングの時間にあてることにしました。

一日の中で新たに二〇分の時間をひねり出すことは難しいものですが、いままでほかのことに使っていた時間を運動にスライドさせるのは、意外と簡単にできるものです。手持ちの時間をパズルのように組み合わせて、ランニングの時間の二〇分をつくり出してみましょう。

たとえば、週に二回飲みに行っていたところを、一回だけランニングに置き換えてみる。

ママ友とお茶をするかわりに、二人で歩いてみる。

ランチのお店を、片道一〇分のところにする。

最初は途中でへこたれてしまってもかまいません。疲れたら、そこから歩いてもいいのです。だまされたと思って二〇分走ってみれば、みるみる体がクリアになっていくのがわかります。そして気がつくと、健康的な食べ物、健康的な生活を自然に選ぶ自分になっているはずです。

ダイエットとガマンのサイクルから抜け出せた理由

私自身が、どんな運動をしているかといえば、「正しい食欲」を取り戻すための運動よりも少し強度のある、トライアスロンのレースに出るための運動をしています。余談ですが、トライアスロンとはどんなものか、ちょっとご紹介しましょう。

●オリンピック・ディスタンス

トライアスロンは、距離によっておおまかに三種目に分けられています。

水泳（スイム）一・五キロ→自転車（バイク）四〇キロ→ランニング一〇キロ（計五一・五キロ）

●ミドル・ディスタンス（ハーフアイアンマン）

水泳（スイム）一・九キロ→自転車（バイク）九〇キロ→ランニング二一・一キロ（計一一三キロ）

●ロング・ディスタンス（アイアンマン）

水泳（スイム）三・八キロ→自転車（バイク）一八〇キロ→ランニング四二・一九五キロ（計約二二六キロ）

まず泳いで、そのあと自転車で走り、最後にランニング（アイアンマン・ディスタンスならばフルマラソン）をする――。

みなさんの中には、これを見て「運動神経がいいんですね、私は運動神経が悪いから、とてもとても……」と思う方もいるかもしれません。

けれども、私はけっして、運動神経がいいほうではありません。小学校時代は、恥ずかしながら、徒競走もクラスでビリから二番め。大縄跳びにも入れず、つまようじのようにやせて、ひ弱。運動神経はほとんどゼロといってもいいくらいでした。

いまでも、エスカレーターに乗るためにタイミングを合わせるのがヘタだし、車の運転も怖い……と、スポーツマンのイメージからはほど遠いのです。

ただ、三歳から始めていた水泳が、だんだんと上達していって、中学校までは水泳に打ち込んでいました。あいかわらず体はつまようじのようでしたから、「もっと食べなさい」とまわりからいわれつづけ、試合会場におにぎりを七、八個持っていって、半ば無理やり食べて体づくりをしていたものです。

しかし、いくらがんばっても、大きな大会で活躍できるほどの実力には届きませんでした。結局、高校進学のとき、これ以上やっても先はないと、きっぱりと水泳をあきらめたのです。

目標を失った高校三年間は私にとって〝暗黒の時代〟でした。

水泳をやめたあと、形ばかり陸上部に入りましたが、ほとんど活動はしないまま。そして、運動をやめたために、あれほど食べても太らなかったつまようじのような体が一気に太りはじめてしまったのです。

最高体重は五八キロ。身長は一五八センチで、もとのつまようじのような体型とはかなり変わっていました。水泳をやめて、もう体のコンディションのことは考えなくてもよくなったので、それまで禁止されていたファストフードやお菓子を手当たり次第食べていたのが原因です。

そのころ、折しも、安室奈美恵さんが大人気でした。安室ちゃんのスリムなスタイルに憧れて、女子高生の間でもダイエットがブームになりました。

そこで私もダイエットを始めたのですが、食事をガマンする反動で、逆に過食になってしまいドカ食いをくり返す。食べたあと、自己嫌悪におちいって、トイレでひそかに吐きもどしをしていたこともあります。それでもどんどん太るので、わらにもすがる思いでやせるドリンクや錠剤に飛びついたり、塗り薬を塗ってみたり……。

体重のコントロールはできない。見た目もパンパン。打ち込める目標も見つからない。おまけに食べたいものは、すべて「ガマン、ガマン」のストレスいっぱいの生活です。最悪な精神状態でした。

いま考えると、そのときのつらい経験が食に対する興味をもたせる遠因になったのかもしれませんが、とくにいちばん食欲が旺盛な時期に、食べ物をガマンしなければいけなかったことが、つらかった。とにかく、いくら食べても太らなかった小・中学時代とは一変して、苦しいダイエットをしても太ってしまう高校時代でした。

その後、高校を卒業し、短大に進み、ラジオ局に就職しました。明るくて、華やかな業界に憧れて、マスコミ業界を志望。運よく内定をいただいたのです。

ただ、配属されたのは、希望していた部署とは違い、経理部でした。報道や制作に配属された同期たちが、嬉々として仕事に飛び回っているときに、私は社内で経費の計算や決算で数字とにらめっこする毎日を送っていました。

職場の雰囲気はとてもよかったし、会社に不満はなかったものの、どこかもの足りなさを感じてしまいました。同期から回ってくる経費は、接待や出張で使った華やかなものばかり。それを私が精算するときに、うつうつとしたものを感じていたのです。

「この仕事は私でなくてもできる」そう思ってしまうのが、むなしさのいちばん大きな理由でした。

当時もあいかわらず、ダイエットは続けていました。ちょっと気を抜くと、すぐ体重が増えてしまったからです。

でも、お昼は社食でいちばんカロリーの低いお寿司ばかりを食べているくせに、デスクで仕事をしながら、ふと気がつくとあめを一袋食べている、などということもありました。やはり精神的に満たされていない部分を、食べることで補おうとしていたのだと思います。

結局、三年半勤めてから転職しました。今度はどうしても制作の仕事がしたいと思い、新聞で見つけた映像製作プロデューサーの募集に応募したのです。「未経験者可」の文言にひかれ、ここなら一から勉強できると思いました。

ありがたいことに内定をいただき、うれしくて、あいまに休暇を一日も取ることなく、すぐに働きはじめました。この会社の仕事は猛烈にやりがいがあったのですが、忙しさも半端ではなく、私は完全に心身のバランスをくずしてしまったのです。

食生活がこわれると、体もこわれる

入社した会社の製作部には女性社員が私一人しかいませんでした。社員の人数も少なかったので、入社早々、大きな仕事を丸ごとまかされることになりました。

もし私がそのころ、仕事に全力を出せる体と心をもっていたら、これほどやりがいと野心をもって取り組める環境はほかになかったでしょう。

でも、そのころの私は、運動もまったくせず、食事もダイエットのために適当にとっていました。体力もなく、憧れでこの業界に入った自分が実際にクリエイティブな現場に立ってみたら、「楽しい」より「大変」のほうが先に立ってしまったのです。

仕事の要領も悪く、毎日午前二時、三時まで仕事に追われるのはあたりまえ。それなのに、仕事が終わったあとも、スタッフの人たちや会社の先輩と飲みに行き、もちろん土日もありませんでした。

そして、その当時は、いま考えると、おそろしいほどすさんだ食生活を送っていました。前にも書きましたが、朝はコーヒー、昼は抜き、夜は飲みに行く、のくり返し。ストレスで重いものが食べたくなったときには、ガッツリとしたラーメンを食べていました。

当時の私は、みなさんにいま伝えているのと正反対の食生活を送っていたわけです。

もちろん、そんな生活をしていれば、体も心もつぶれてきます。

最初に悲鳴をあげたのは体でした。毎週放映されるアニメ番組の担当になり、クリエイターと編集スタジオ、テレビ局の間を何度も往復しながら、いつも納期ギリギリに作品を届けるという綱渡りをくり返していたときのことです。

そのアニメが国内ではもちろん、海外でも高い評価を得て、大きな賞をいくつも受賞したものですから、海外からのオファーや、関連企画をたくさんいただいたのです。

本来ならプロデューサー冥利につきる名誉なことだったでしょう。でも、そのころの私には、それを味わう余裕すらありませんでした。時間が足りなくて対応できない仕事が増えてしまったという、あせりばかりが募っていきました。

忙しいのに、食生活はひどいままにしていたせいで、頭の働きまで鈍ってきたのです。栄養素が満足にとれていないので、会議に出ても生産的な意見はいえなくなり、近くに行くのにすぐにタクシーに乗ってしまったり、人に仕事を頼むとき、考えて指示を出せばすぐすむことを、二倍も三倍も時間がかかるような要領の悪いやり方をお願いしてしまったりしていました。

食生活が悪いせいで、頭と体の動きがどちらも鈍り、そのあせりと自己嫌悪から心も弱ってくる。完全に悪いサイクルにはまっていました。

仕事や会社が悪かったのではなく、自己管理が悪いせいで、自分で自分の首をしめていたのです。

食事と運動で、強い心と体を取り戻す

そんなころ、夫に出会いました。マスコミ業界とはまったく別の金融業界にいた彼は、私の働き方に目を丸くして驚きました。

「君の仕事の仕方は、おかしいんじゃない」

そのひと言で目が覚めました。忙しさと不摂生な生活で、思考停止におちいっていた私は、彼のおかげでようやく自分の姿を客観的に見つめることができたのです。

ちょうど、関わっていた大仕事が終わったこともあり、五年半勤めた会社を退職し、結婚しました。そして、自分と家族の健康づくりをするために、

野菜ソムリエの勉強を始めたのです。三〇歳のときです。

栄養について勉強を始めると、それがとてもおもしろく、どんどんのめり込んでいきました。ジュニア野菜ソムリエ、野菜ソムリエ、アスリートフードマイスターと順調に資格も取得していきました。

同時にトライアスロンに出合いました。夫が会社の同僚に誘われたのがきっかけです。

運動には、中学以来ほとんど縁がありませんでしたが、なぜか、ふたつ返事でトライアスロンを始めていたのです。

最初は、いま私がすすめている、二〇分走りつづけることすらできませんでした。すぐ息があがってゼイゼイしてしまうありさまでしたが、少しずつ練習を重ねていきました。

そこで実感したのが、**運動することによって、「正しい食欲」を取り戻すことができる**ということです。それは、運動のおかげで自分の〝体の声〟に耳をすませられるようになったからです。

それまでの私は、自分の体の声など聞く余裕もありませんでした。

体のどこかが痛かったり、苦しかったりしても、仕事のことで頭がいっぱいで、不調を感じ取ることができなかった。痛いはずなのに痛みを感じない。自分を完全に見失ってしまっていました。


でも、運動を始めてから、自分の体がどんな状態にあり、何を感じているのかがわかるようになりました。

少し運動をすれば、いま自分が調子がいいかどうかはすぐにわかります。元気だと思っていたのに動けなかったり、その逆だったり……。そしてなぜいま調子がいいのか、悪いのかを、食事に照らしあわせて考えると、答えが見えてきました。

そして、体の調子に気を配り、いつも体の声に耳をすませているうちに、「これが必要」とか「これが食べたい」というセンサーが磨かれてきたように思うのです。つまり、脳のサインが受け取れるようになったというわけです。

そのとき、生まれて初めて自分の体と真剣に向き合ったといってもいいかもしれません。

運動が終わったあとの「食べたい」という感覚は、運動をしていないときには感じたことがないほど強烈なものでした。

それまでは、単に食事の時間がきたからとか、会食に呼ばれたから義務のように食べていただけで、自分に足りない栄養素を補給するなどという発想はいっさいありませんでした。

「食べたい」と思うときは、ストレスを解消したいとき。だから、ドカ食いをしてしまっていた。

ところが運動を始めると、体が運動で使った筋肉をリカバリーしようとしたり、失われている栄養を補給しようとしたりするので、本当に必要なものに体が反応することがわかったのです。

運動のあと、「お肉が食べたい」と思い、肉を口にすると、ジワ～っと栄養素が体にしみ込んでいく感じがします。そして、肉を食べたいときに食べたいだけ食べたからといって、太りすぎることもありません。

この感覚は運動をしたおかげで取り戻せたのです。

運動して体を動かすことによって、一度体がリセットされて、本来の正しい本能がよみがえる感覚とでもいうのでしょうか。あるいは運動によって、眠っていた細胞が、いっせいに目を覚ました感じです。

それまでは、体を雑に扱って、少しくらい体調をくずして食べられなくなったほうが「やせてちょうどいいや」というくらいに考えていました。

自分の体なのに、なんというかわいそうな仕打ちをしてきたのでしょう。

でも、体を痛めつけてやせるようなそんなひどいことをしなくても、ちゃんと体をかわいがり、体の声を聞いて、いたわって整える方法もあったのです。自分を大切にできるのは自分だけ。その言葉の意味を痛いほど実感したのです。

プラスの動機で食生活を変えられるのは運動だけ

センサーを正常に戻すために、なぜ運動が必要なのか。

それは、くり返しになりますが、運動をすることで体の循環がよくなって、たまっていた悪いものがクリアになるからです。すると、「食欲」のセンサーが正常に戻って、体に必要なものがわかるようになります。

これを続けていると、自分の食べたいもの、「食欲」が変わってきます。いままではジャンクなものが食べたいと思ったのに、体に必要な、いい食べ物だけが欲しくなる。つまり「欲」そのものが変わるのです。

無理やり食生活を変えなくても、運動すれば自然に、体が体に必要なもの

を欲しがり、食生活が変わってくる。もう、食べたいものをガマンする必要がなくなるのですから、これほどラクで幸せなことはありません。

でも、「欲」を変えずに、「食生活」を変えるとなると、こう簡単にはいきません。

これまで、おそらくたくさんの人が、自分が長年なじんできた食生活を、急にがらりと変えようとして、挫折をした経験があるのではないでしょうか？

塩分を少なくしたり、肉や油ものを控えたり、甘いものをやめたり……その味に慣れてしまった人や、人と一緒に食事をすることが多い人には、かなりのガマンが必要です。ですから、ほぼすべての人が、食生活を変えることに挫折してしまっています。

それでも、ほぼ唯一といっていい理由で、人が食生活を変えることがあります。

それは、「病気」になったときです。

自分自身や家族が病気になってしまったりして、やむなく食生活の改善に踏み切る。あるいは太りすぎてしまったとか、健診でひっかかったとか……

いずれにしても、**つらい思いをしてから、食生活を変えることになり、食事そのものがつらい記憶と結びついてしまいます。**

でも、運動して食べたいものが変わった場合はどうでしょう。

自分の体が欲するもの、食べたいものを食べることで自然と食生活が変わるのですから、マイナスの理由で変えるのとはわけが違います。

食べたいものをガマンして、無理やり食生活を変えるのが、マイナスの理由による食生活の変化だとすると、運動というプラスの理由で変えた人は、体が欲するままに食べたいものを食べていいのですから、こんなに自由で幸せなことはありません。

私自身、ダイエットをしていて、食べたいものをずっと制限していたときは、食事がストレスでしかありませんでした。食べることは、太ること、つまり悪いことのように感じていたのです、

だから、運動をして、食べたいものが自由に食べられるようになったときは、まるで夢のような気持ちになったものです。

食べたい気持ちを抑えたり、食べるものを制限したりするのではなく、食べたいものを食べたいだけ食べる。それが、体にいい食事になる。たとえたまに、ストレスで体に悪いものをドカ食いしてしまったとしても、食べた分を運動して消費すればいい。

このように、プラスの動機で食事を変えられるのは運動だけです。ガマンせずに食生活を変えられるのが、運動のメリットなのです。

走ったことを後悔した人が一人もいない理由

私は老若男女たくさんの人たちに走ることをすすめています。

「いやあ、俺には無理だよ」

「年だから無理、無理」

「そんな時間なんてないから」

そういう方にも、ぜひ一度だけやってみてください、と伝えています。不思議なことに、最初はいやいや始めた人でも、走ってみて後悔したといっている人を、いまだかつて一人も見たことがありません。

どんなに楽しいことでも、一〇人が挑戦すれば、そのうち一人くらいは必ず「おもしろくなかった」とか「やらなければよかった」という人が出てくるものです。世の中、一〇〇パーセントという結果はなかなか得られるものではありません。

でも、ことランニングに関しては、三〇人走れば三〇人とも、始めてよかった、と答えます。ここがお酒やほかの趣味とは決定的に違うところだと思うのです。

なぜランニングは、みんながこんなに「やってよかった」と感じるのでしょうか。それは自分で走ってみて体感できた「いいこと」がたくさんあるからだと思います。

走ることで体の大そうじができて健康になったとか、「正しい食欲」になって食生活が改善されたという以外にも、心が前向きになって毎日が楽しくなったとか、その日食べすぎてしまったカロリーを消費できたとか、ランニング仲間と爽快感が共有できて、なかには恋愛が始まったという人もいます。とにかく、走る前の自分より確実によくなった自分を実感できるのが、ランニングのいいところです。

それだけではありません。誰でも、いつでも、どこでも始められること。

シューズだけは必要になりますが、ほかに特別な道具やウェアがなくても、すぐできるので、ほかのスポーツに比べてお金がかからないこと、旅先などでも簡単にできるので、走りながらより身近に景色を楽しめることです。

さらに、**運動神経に関係なくできることが、いままで運動をためらっていた人たちにもアピールできる最大の利点**です。

ランニングをしている仲間の中では、「まったく運動したことがなかった」「ランニングを始めるまでは、運動が嫌いだった」という人が少なくありません。

お伝えしたとおり、私自身も、運動神経はほとんどゼロです。そんな私でもランニングはできる。誰に合わせる必要もない、一人でやるスポーツですから、運動神経は関係ありません。続ける力のほうが大切なのです。

走りはじめ、一キロほどはつらいかもしれません。でもその先の三キロ、四キロも同じくらいつらいのかというとそんなことはありません。ちょっと踏ん張ってがんばってみる。そうすれば、がんばった分だけラクになっていきます。

ランニングは世界中で流行しましたが、日本での人気がこれほど継続しているのはやはり、日本人に合っていた証拠です。人が「いい」というものには、それだけの理由があるのです。

やった人みんなが後悔しない。それだけの何かがランニングにはあるということです。

だから、だまされたと思って一度だけ走ってみてください。できれば半年続けてほしい。細胞が入れ替わる期間、あの半年です。そうすれば、半年前の自分とはまったく生まれ変わった新しい自分を体感できるでしょう。

ただし、何事も適度が大切。運動のし過ぎで逆に体を壊さないよう注意してください。

食欲のセンサーがくもりかけたときに、直す方法

一度食欲のセンサーを磨いてしまえば、そこから先は、運動をすることですぐに取り戻すことができます。

私が食事と運動の指導をしていた女性が、だんだんと「食欲」のセンサーが磨かれ、大好きだったスナック菓子を食べなくなってきたころのことです。仕事がたてこんで睡眠不足になり、体調が狂ってしまったため、見向きもしなくなっていたスナック菓子や揚げものがむしょうに食べたくなり、ある日、思わずコンビニに入ってしまいそうになったというのです。

「こんなにがんばって働いているんだから、たまにはコンビニでお菓子を買ったっていいいんじゃない。一回くらい、どうってことないわよ」

悪魔が彼女にささやきました。

もともと、彼女と私の間で「どうしてもお菓子がたくさん食べたくなったら、一度走ってみましょう。それでも食べたかったら、食べていいですよ」という約束をしていました。ですから、そこでなんとか自分を押し止め、センサーを元に戻すために、すぐ走りに行ったのです。

すると、走っているうちに、たまっていた疲れやもやもやした思い、悪い「気」がみるみる晴れていくのがわかったというのです。数十分のことですが、走り終わったあとは、完全にリセットされ、生まれ変わったような自分がそこにいたといいます。

そして不思議なことに、もうコンビニの袋菓子や揚げものはまったく欲しいと思わなくなっていたのです。

この話を聞いて、あらためて運動の効果を実感しました。

ストレスは強い刺激によって打ち消せる。だからお菓子など刺激の強いものを食べてしまうのですが、**運動という刺激でもストレスを打ち消すことができる**のです。

心にたまったストレスは、走ることで打ち消せる。このことを、私自身が確信した経験があります。

私がトライアスロンを始めたきっかけは、夫にすすめられたからですが、当時夫が勤めていた**外資系の金融会社では、トレーダーたちが競ってトライアスロンをしていた**のです。

トライアスロンといえば、忙しいトレーダーたちには向かないスポーツのように思えます。ですから、最初は偶然だと思っていました。でも、野菜ソムリエやアスリートフードマイスターの資格を取り、栄養や体のことを勉強しはじめると、トレーダーの仕事とトライアスロンの間には何か因果関係がありそうだと気づいたのです。

トレーダーたちは毎日厳しいストレスにさらされています。動かす資金は莫大ですし、日本の経済に影響を与えてしまうこともありますから、そのプレッシャーは大きなものでしょう。

そうでなくとも、運用実績が下がれば、会社をクビになるかもしれない。資金を預けた顧客からも責任を問われます。

そんなタフな相場の世界で生きる彼らにとって、**仕事の強烈なストレスを解消するには、普通にお酒を飲んだり、カラオケに行ったり、スポーツジムで体を動かしたりする程度のやわな刺激では間に合わない**のでしょう。

だから、スポーツの中でももっとも過酷なトライアスロンにひかれてしまう。強烈なストレスを強烈な運動で打ち消しているのです。

これは、とてもいいストレス解消法です。運動することで、心身が健康になっていき、仕事のパフォーマンスも上がるので、ストレス自体を小さくしていくことができます。

実際、トライアスロンの会場で会う夫の同僚たちは、晴ればれとした、これ以上ない笑顔を見せていました。

仕事で受けるストレスを運動で解消して仕切り直しをし、月曜日から、大そうじされた体と、新鮮な気持ちでパソコンの前に座る。刺激を刺激で打ち消す方法としてはベストな選択だと思います。


私も、もし勤めているときにそれを知っていれば、もっといい仕事ができたかもしれません。少なくとも、会議ではもう少しまともな提案ができたでしょう。夜中の三時までダラダラ残ってTO DOリストをつぶさなくても、さくっと帰ってランニングをし、栄養価の高いものを食べて、しっかり睡眠をとっていれば、はるかに効率的で、質の高い仕事ができたと思います。

後悔先に立たず。だからいま、私は声を大にして、運動の大切さを訴えているのかもしれません。

疲れたときにこそ、動くことをすすめるのはなぜ？

疲れたとき、休みたくなるのが人間だと思いますが、本当は運動をするのがいちばんだと思います。そして、体をリフレッシュしてから、食事をとる。ポイントは食事をとる前に運動をすること。そうすれば、クリアな体で食べ物が選べます。**疲れやストレスをためたまま食事をすると、センサーがくもっているので、どうしてもジャンクな食べ物に食欲がいきがちです。運動をしてから食べるのは、それを避けるため**です。

そうすれば体に必要な栄養素がとれるので、回復が早くなります。

私の場合、疲れたらとにかくランニングをする。すると食事もヘルシーなものが欲しくなりますし、運動したあとの睡眠の質もよくなるので、翌朝まで疲れや重い気分を引きずることはありません。

私はかつて猛烈に仕事をしていたころ、慢性的な疲れをとるために、さんざんお金を使いました。高いエステにも行きましたし、マッサージもよく利用しました。癒し用のアロマやキャンドルもたくさん持っていて、しょっちゅうたいていましたし、ヒーリングミュージックを聞いていたこともあります。「癒し」「疲れをとる」と聞けば、手当たり次第に試していたといってもいいかもしれません。

でも、そのどれも、根本的な解決にはなりませんでした。マッサージに行っても、部分的なコリはとれますが、体全体の疲れや、ましてや心のもやもや感が払拭されることはなかったからです。

疲れやダメージが深ければ深いほど、アロマやマッサージといったソフトな方法では解消できない気がします。だからこそ朝方まで飲んだり、深夜に焼き肉を食べたりするなど、体を痛めつける激しい刺激によって、疲れを打ち消していたのです。

でも、走ることなら、同じような刺激を与えられます。そうすれば、心身の疲れはすぐにとれるのです。

インドやアメリカなどの経営者たちが、仕事の前にジムに行くのも同じ。走ることで心と体を整え、フレッシュにしてから仕事に向かうことができるようになるのです。そうでなければ、あんなにも多くの経営者たちが、自分の体を鍛えることに時間を割くはずはないのですから。

第二章

正しい食事をするための生活習慣

体の大そうじに必要な食事とは？

体の大そうじとは、二〇分の汗をかく運動をして体内の老廃物を押し出してから、正しい食事をして、体に感覚を覚えさせることだと書きました。

この章ではいよいよ、体の大そうじに有効な食生活をお伝えします。

体の大そうじをするための食事というのは、生活や運動で失った栄養素を補給するための食事のこと。これはアスリートフードと同じで、ひと言でいえば、いわゆるバランスのいい食事をとる、ということです。

バランスのいい食事をするためには、一日に何をどれくらい食べたらいいのか。

それを知るためには、農林水産省と厚生労働省で出している「食事バランスガイド」が便利です。

これによると、ごはん類なら、**ごはん二杯、食パン一枚、おにぎり一個が一日に食べる目安**です。これだけ見ると、多いように感じますが、じつは、間食や飲酒をしなければ、主食はこれくらい食べてもいいということなのです。

「食事バランスガイド」によれば、**タンパク質・脂肪類などを多く含む主菜は卵を一個と、魚を二分の一匹、肉を一枚、冷や奴が四分の一**くらい。これで、ほぼ一日の必要量を満たしてしまいます。

反対に、野菜類は、思っているよりもかなり多めにとらなければいけません。**生野菜サラダが大皿に一杯。さらに煮ものをお椀に一杯、おひたしも小鉢に一杯、野菜たっぷりのみそ汁一杯**が加わります。

これを野菜サラダだけでまかなおうとすると、両手にのる量の生野菜を両手×五杯、温野菜など加熱してあるものなら片手にのる量×五杯が一日の必要量です。

両手一杯の生野菜を五杯！　あなたは一日にそれだけの野菜を食べていますか？

果物は、りんご半分とみかん一個ほどの質量が、一日にとる目安となります。

乳製品はチーズをひとかけらと、牛乳をコップ二分の一杯ほどです。

「食事バランスガイド」も目安になりますが、私は大まかに栄養素の知識を知っておいて、日々の食生活に応用するのがいいと思います。

栄養素について簡単に説明すると、人間が生きるために必要なのは**タンパク質**、**脂質**、**炭水化物**の三大栄養素。前にもお伝えしたPFCです。この三つは生命維持に絶対に必要です。これにビタミンとミネラルを加えた五大栄養素をバランスよくとるのが理想です。

とはいっても、いちいち栄養素やその量を考えながら、日々の食事をつくるのは面倒くさいものです。ですから、私は**わかりやすく、日本で昔からいわれている一汁三菜をめざす**ようアドバイスしています。

ごはんと、みそ汁やスープなどの汁ものに、主菜ひとつと副菜をふたつ加えたのが一汁三菜です。毎食、これをめざせば、ほぼ五大栄養素はクリアできるでしょう。

忙しい人は、せめて一日一食だけでも一汁三菜に近づけていく努力をしていると、自分の「食欲」のセンサーを磨くスイッチが入っていきます。

一汁はともかく、おかずを三つもつくるのか……と考えると、大変な気がしますが、おかずのひとつは納豆でもかまいません。お豆腐にねぎをのせただけでもいい。忙しければ、生卵一個、果物一個を添えるだけでもいいのです。

バランスのよい食生活とは、何も食卓をきれいにつくることではありません。納豆ひとつ、お豆腐ひとつ添えようとする姿勢から、きちんとした自分になろうとする第一歩が開けてきます。

最初から全部手づくりするのは無理かもしれませんが、**インスタントみそ汁に生卵を入れてみるとか、葉もの野菜をちぎって浮かべるとか、そういう姿勢の積み重ねが自分の体と向き合うスイッチを入れ、「食欲」のセンサーを改善させていきます。**

自炊が難しければ、居酒屋に行くのでもいいのです。そこで、一汁三菜に近づけたメニューを注文してみることから始めるのもおすすめです。

まずは、一日一食だけ、食事を一汁三菜に近づけていく。そのベースができたら、あとは自分なりに、どうやったら長続きできるのか、工夫していけばいいでしょう。

たとえば私がよくやるのは、おかずをごはんの上にのせてどんぶりものにしたり、具だくさんのみそ汁をつくったりすることです。

食卓の上はどんぶりひとつ、みそ汁ひとつでも、中身は一汁三菜の応用です。一汁三菜をベースに考えることで、どんぶりやみそ汁の中身はバラエティに富むようになりますし、大切な栄養素をクリアできるようになっていきます。

おかずは、色で考えなさい

栄養価がわからなかったら、おかずの色をカラフルにしておく、と考えると間違いがありません。たとえば、市販のお弁当や外食のおかずは茶色が多い。これは、肉料理、しかも揚げものや炒(いた)めものが多いからです。

意識してそろえるのは五色。赤、緑、黄、白、黒、です。赤はトマトやにんじん、赤身の肉など。緑は葉もの野菜です。黄色はさつまいもやかぼちゃ、卵やチーズもあります。白はごはんやパン。

黒は何かといえば、黒ごまのほか、ひじきやもずく、わかめなど。海藻類に黒色のものが多く含まれています。**黒色は意識してとらないと、つい欠け**

てしまう色でもあります。私も五色の中ではどうしても黒色がなくなりがちなので、冷蔵庫にもずくを常備し、納豆に混ぜたり、みそ汁に入れたりして使っています。

自分の食卓に何色が多いのか、意識して見てみると、足りないものが見えてきます。

とにかく、おかずに五色が入るように工夫してみる。すると、栄養のかたよりをかなり防ぐことができます。

また、**いろいろな味わいをそろえるのも、栄養素をバランスよくとるコツ**です。味も五つをかたよりなくとろうと考えれば、センサーを磨く食事を簡単につくることができます。

味わいの五つとは、甘い、辛い、しょっぱい、**酸っぱい、苦い、**です。

味つけは調理法と密接に関係します。茶色のおかずが多くなりがちなのは、食材がかたよることもありますが、しょうゆで煮る、揚げるなど調理法が似ているからです。

「煮る」「揚げる」だけでなく、**「蒸す」「あえる」「焼く」といった調理法を取り入れてみる**ことも、工夫しましょう。

とくに、**酢を使ったあえものは、簡単にできて、味のバラエティも増えるおすすめの調理法**です。酢は体にもいい食材ですから、ぜひ毎日の食卓に取り入れたいものです。

調理法を変えるだけで、味つけも変わってきます。調理法を変えれば、バラエティに富んだ五つの味ができるでしょう。

外食するとしても、できるだけ五味五色を心がける。一度の食事では無理だとしても、「食欲」のセンサーを磨くには、できるだけ「今日の昼は茶色が多かったから、夜は緑と赤の温野菜に、黒いわかめのあえものを加えよう」といった工夫をしてみることが近道です。

つい食べすぎてしまったら、どうすればいいのか?

五大栄養素をバランスよくとる。あるいは一日で五味五色をとる。それが理想ですが、仕事や用事が入ったり、忙しくて食事が抜けてしまったりなど、毎日理想どおりの食事がとれるとは限りません。

どうしても食生活が不規則になってしまう人は、まずは一週間単位で考えるクセをつけましょう。今週の前半は野菜が不足気味だったから、後半は意識して野菜中心にとるとか、肉が多すぎるから、週末は魚をとるとか、接待が続くときは、その週の昼ごはんはそこで食べなかったものを食べるやり方です。

私の知り合いの多忙な社長は、ほぼ毎日、夕食は接待だといいます。そこで、朝食は青汁だけですませ、昼ごはんは軽めのヘルシーなもの、週末は朝昼晩とも家で奥さんがつくる和食を食べることでバランスを整えているそうです。毎日仕事で接待が続くような人は、そうやって一週間単位で食べるものを調整し、バランスをとる方法もあります。

また、できることなら、四八時間でバランスをとるように心がけると、よりよい食事ができるようになります。

私はこれを「四八時間ルール」と呼んでいます。

四八時間に設定したのには、意味があります。

ひとつは食べたものが体の中で脂肪に変わるのは、人によって異なりますが、食べてから約四八時間といわれているからです。その間になんとかリカバリーできれば、体にため込む脂肪を少なくできる可能性があります。

いちばんおすすめなのは、運動をしてエネルギーを使ってしまうことですが、食べ物で調整することもできなくはありません。

たとえば**焼き肉に行って肉ばかり食べすぎたという場合、翌日はごぼうやブロッコリーなど、食物繊維を中心とした栄養価の高い野菜をたくさんとっ**

て代謝を促し、さらに脂肪の備蓄をこれ以上増やさないよう油ものは避ける、もしくは脂質の代謝を助けるビタミンB_2が多く含まれた納豆や卵、きのこをとるなどといった調整をすればいいでしょう。

四八時間での調整を心がけてほしい、といった意味はもうひとつあります。それは食生活が乱れても、すぐ取り戻す習慣をつけてほしいからです。

お金の使い方もそうですが、決算が一か月先、半年先だと、だらだらとお金を使いつづけてしまいます。でも、四八時間、つまり二日で決算しなければいけなかったら、散財しても、すぐ引き締めて元に戻そうとします。

四八時間で戻す。その意識がないと、食生活もだらだらとくずれてしまう。その歯止めをするための「四八時間ルール」なのです。四八時間で戻すというルールをつくってしまえば、一度暴飲暴食しても、「ああダメだ」とそのままズルズル流されてしまうのを防ぐことができます。

そして万一、四八時間で修正できなくても、一週間で必ず帳尻を合わせるようにしてください。運動のメニューもそうですが、この日に運動しようと思っても、突発的な用事が入ってできないことがあります。

そういうときでも私は一週間以内に必ずやろうと決めています。それ以上になるとやり損ねる気がするからです。

できれば四八時間で取り戻す。でも無理だったら、次のデッドラインは一週間。

少なくとも一週間の単位で、口から入るものと体から出ていくものを平均化していく。そうやって、食生活の乱れを防ぐ歯止めをルール化していけば、正しい食事をすることは、難しくなっていきます。

外食するなら焼き鳥屋に行きなさい

そうはいっても、毎日の生活で、食事をつくれない日も出てくることでしょう。忙しいときや息抜きをしたいとき、外食をしたくなることはあります。

そんなときは、焼き鳥屋に行くことをおすすめします。

私自身も、会食やお祝い事以外で外食をするときは、かなりの頻度で焼き鳥屋に行くようにしています。

鶏肉は不飽和脂肪酸が多く、血中の中性脂肪やコレステロール量の調整を助けること、さらに炭火で焼いて脂が落ちている点も理想的です。

メニューも、鶏肉のほかにねぎやししとうやうずらの卵など、シンプルでわかりやすいものが多く、本来の食材そのものから形があまり変わっていない料理が出されるところもよい点です。

また、枝豆や豆腐など、良質なタンパク質がとれるおつまみが多いところも気に入っています。

でもなんといっても**焼き鳥のいちばんいいところは、串の形で一本ずつ出てくること**です。まとめていっぺんに出てこないので、自分の体調や食欲と相談しながら、食べる量を調整できます。

一本食べてはひと息つくというあのペースは、箸を一回ごとに置くことと似ています。ダイエットの指導などで、食べすぎないためのアドバイスとして、ひと口食べるたびに箸を置く、という方法がありますが、焼き鳥の食べ方もそれに近いものがあります。

一方、これが焼き肉屋だとそういうわけにはいきません。お肉がいっぺんにわーっと出てきて、いっせいに焼きはじめ、みんなで取り合うというあの雰囲気がよくありません。ついハイテンションになって、量を食べすぎてしまいます。

自分のペースで食べられるという点でも、焼き鳥屋はおすすめです。

焼き鳥屋に行ったら、できればレバーを頼むようにしてください。女性はとくに、鉄分が不足しがちです。運動をするようになればなおさら、鉄分は必要になりますので、普段あまりレバーを食べる習慣のない人は、ぜひここで摂取しておきましょう。

私が焼き鳥屋に行くときは、まず最初にサラダを注文し、続けて焼き鳥などを食べます。そして血糖値をいきなり上げないように準備してから、ごはんを食べるのです。

世間一般には、焼き鳥屋はお酒を飲むところというイメージがありますが、意外に健康的な食材が多いので、食事をする場所としておすすめできます。

ねぎ、しょうがなどの薬味ははずさない

炭水化物や脂肪は体内に入ってガソリンになります。

ガソリンを燃えやすくする、つまり代謝を上げるのはビタミンB群ですが、そのビタミンB_1の働きを助けるのがアリシンという物質です。

アスリートはガソリンをたくさん燃やして体を動かさなければいけないので、代謝を上げるために、ビタミンB_1とアリシンを積極的にとっています。

これは、アスリート以外の日常生活でもぜひ真似をしたい習慣です。

アリシンはニンニクやニラ、玉ねぎ、ねぎなどの香味成分に多く含まれていますので、できるだけ食べるようにすると代謝の効率がよくなります。

私もねぎやニンニクなどは常備し、何にでもかけて食べています。

アリシンを含むもの以外でも、大葉やみょうが、しょうがなどの薬味を使うのは昔からの習慣ですが、すばらしい食文化だと思います。薬味の作用によって、代謝が上がり、体が元気になるのはもちろんのこと、薬味をかけることによって、素材の味が引き立ったり、腐るのを防いだり、食欲を増進させたりしてくれます。

せっかく昔の人が考えてくれた知恵ですから、私たちもそれを活用し、もっと薬味を利用していきましょう。

外食などに行くと、薬味を残している場面をよく目にしますが、ついてきた薬味には、意味と役割があるものととらえ、ぜひ食べるようにしましょう。

私はスーパーに行くと、アリシンを含むものなど、いくつかの薬味類の野菜を迷わずカゴに入れます。

多く買いすぎてしまっても、刻んで冷凍してしまえばいいからです。そして何にでも薬味をたっぷりかけています。豆腐や納豆にかけるだけでなく、みそ汁に入れたり、パスタとあえたり、ごはんやパンにかけてもおいしく食べられます。

ニラは普通に考えると、ギョーザや野菜炒め、チヂミに使うくらいしか調理法を思いつきませんが、薬味として利用すると、応用範囲が広がります。私は刻んでしょうゆにひたし、ニラじょうゆにしています。それを常備しておいて、冷や奴やサラダにかけると、ドレッシング代わりになって、とても便利に使うことができます。

主婦の方にはいうまでもないことですが、私のセミナーのお客様には若い方も多いので、スーパーの話が出たついでにふれておくと、スーパーでの買い物は、まず野菜売り場から始めます。**野菜はなるべくカラフルに色をそろえるといろいろな栄養素がとれるので、色が違う旬のものを二種類は買う**ようにしています。たとえば、トマトときゅうりなどです。

一日にとりたい野菜量の目安は三五〇グラムです。ブロッコリーやにんじんなど、重量のある野菜は必ずひとつ買ってきて重さを稼ぐようにしています。薬味類の野菜も買い、パセリも栄養価が高いので買ってきて冷凍しておきます。

きのこ類は、安いときにまとめ買いし、数種類をミックスして冷凍します。きのこは冷凍したほうがうまみが増します。でも、だからといって冷凍庫で眠らせないように気をつけましょう。

果物は旬のものを買い、常時切らさないようにします。毎日の摂取量の目安は二〇〇グラム。たいてい二種類買ってきますが、それは毎日同じ果物を食べないようにするためです。

そのあと肉や魚を見て、冷蔵庫にあるものとダブらないものを購入します。**魚や肉も、つねに冷蔵庫に二種類入れておく**ようにします。

最後に**納豆と豆腐、油あげ**などを買います。納豆、豆腐は毎日食べるので、つねに切らさないようにしています。油あげは栄養価の高い食品ですが、一度にたくさんは使わないので、余ったら冷凍してしまいます。

フルーツ代は固定費と考える

一日に必要な野菜量は三五〇グラム、果物は二〇〇グラム。こういわれても、なかなかピンとこない方も多いかもしれません。

たとえば、葉ものの生野菜なら、両手一杯くらいが約七〇グラム。ですから、葉もの野菜だけで一日の野菜量を満たそうとすると、両手×五杯分とらないといけないわけです。

それを温野菜にすると、片手にのるくらいが七〇グラムなので、片手×五杯が一日の必要量です。

重さというところに注目すると、葉もの野菜は軽いのでたくさんの量が必要ですが、ブロッコリーやにんじんなど重さのあるものは少ない量でもすみます。葉ものサラダにこうした重さのある野菜を加えれば、両手×三杯くらいでも一日の目安三五〇グラムに達するでしょう。

根菜類をたくさん食べると、重量が稼げるので、それだけ野菜のかさが減らせます。れんこんやにんじんなどは、積極的に食べています。


果物は一日二〇〇グラムが目安です。りんごだと一個で二〇〇グラム、みかんなら二個、グレープフルーツは一個、ぶどうは一房です。

日本人は欧米人に比べて、果物をとる量が少ないとされています。まだ果物はデザート＝ぜいたく品という感覚が残っているのでしょうか。野菜や肉は買っても、果物は高いと買わないという人も多いようです。

でも、**新鮮な果物にはさまざまな酵素が含まれています。野菜と同じようにぜひとってほしい食べ物**です。

果物は高いと思われがちですが、たとえばりんごやグレープフルーツが一個九八円だとすると、毎日食べ続けても、一か月のフルーツ代は約三〇〇〇円です。

たとえば、一回飲みに行くお金をフルーツに回す、と考えてみてください。あまりお酒を飲まない方でも、知らずにムダづかいしているお金をトータルすれば、三〇〇〇円を超えてしまうかもしれません。

ですから私は**果物を買うお金を、思い切って固定費にしてしまうことをすすめています**。家賃や保険代と同じように、フルーツ代も毎月の固定費にしてしまう。そうすればもっと果物を食べるようになるでしょう。

甘いものが食べたい、と思ったときに、桃などの甘いフルーツを食べるのもおすすめです。砂糖を控えたいちごミルクなどをおやつにするのもいいでしょう。

コンビニでは元の形が見えるものを選ぶ

いまやコンビニは生活になくてはならないものになりました。

コンビニを利用するときにも、正しい食事に近づけるためのコツがあります。

コンビニで食べ物を選ぶときのコツは、なるべく元の素材から形が変わっていないもの、素材が見てわかるものを選択することです。形が変わっていなければ、それだけ加工の過程が少ないと考えられるからです。

たとえば卵を例にとると、ゆで卵は元の卵の形が残っているのでOKですが、加工してケーキや菓子パンになってしまうと、原形をとどめていないのであまりおすすめできません。

おにぎりはお米の形が残っているのでいいですし、サラダやカットフルーツも原形がわかります。お菓子の中でも、おせんべいはスナックよりも原材料に近いなどと考えながら買うといいでしょう。

菓子パン類は、もはや原形をとどめてはいません。袋の裏を見てもわかりますが、ものすごいカロリー数になっていて、明らかに砂糖や油を使って加工しているのがわかります。

食事は「いただきます」といって、命をいただくもの。 ですから、元の形のままでいただくのが、いちばん栄養価が高いはずです。それを熱したり、混ぜたり、何かを加えたり、いろいろ加工していけば、そのたびに本来の栄養価がこわされていく可能性があります。

私がなるべく原形に近いものを食べてほしいというのもそういう理由があるからです。

ですからコンビニで食べ物を選ぶときは、なるべく元の形に近いものから優先順位をつけるようにしたらいいと思います。

また、コンビニは非常に誘惑が多く、「食欲」が乱れやすい場所です。スイーツや揚げものなど、口先の「欲」をそそるものが、魅力的に並んでいます。

体のセンサーが正常で、「正しい食欲」になっていても、華やかなディスプレイについそそられてしまうことがないとはいえません。

おにぎりが食べたいと思って来たはずが、ついスイーツの前で立ち止まり、買う予定ではなかったシュークリームに手が伸びたり、レジ横の揚げものに食指が動いたりしないように、コンビニではあまりあちこち見ずに目的の棚のところへまっすぐ行くことをおすすめします。

私がコンビニを利用するときは、元の形が見えるものが置いてある三か所だけに行くようにしています。まず、おにぎりやお惣菜(そうざい)があるコーナーに直行します。そしておにぎりを買ったあと、ドリンクコーナーに行って、水かスポーツドリンクを買い、あとはレジ横のおでんのコーナーを少し見ます。

おでんを見るのは、大根やこぶなど、比較的、元の形が見えるものがあるからです。

私が見るのはこの三か所。三点移動しかしないので、余計なものを見てつい衝動買いしてしまうリスクを避けることができます。

体貯金は八、心貯金は二の割合で考える

「正しい食欲」のセンサーを取り戻したとしても、もちろんたまには、甘いものやこってりしたものが食べたくなるときはあります。

あまりに正しい食事にこだわりすぎると、逆にストレスがかかってしまいます。ダイエットのリバウンドも、ガマンしつづけた反動からくるものです。

ですから、**たまにはジャンクなものを食べたり、運動をサボったりしてもかまわない**と思います。

甘いケーキを食べたり、脂こってりのラーメンを食べたりして、運動もしない日があってもかまいません。私はこれを心の楽しみ、**「心貯金」**と呼んでいます。

一方、運動をしたり、正しいセンサーによって食事をしたりすることを**「体貯金」**と呼んでいます。

若い間は人の体にそれほど差はありません。多少の健康、不健康はあっても、同年代でヨボヨボになって歩けないとか、病気になって寝たきりになる、ということはほとんどありません。

でも五〇代、六〇代を過ぎるあたりから、一人ひとりの差が開きはじめ、歩けなくなる人、病気になる人が増えはじめます。

年齢を重ねれば重ねるほど、その差は開き出し、八〇歳になっても若者と一緒にトライアスロンのレースに出て、タイムを縮める元気なおじいさんもいるかと思えば、寝たきりになってしまう人もいます。

これは若いときからどれだけ「体貯金」をしてきたかが関係しているのです。食生活に気をつけて、少しずつでも運動をしてきたかどうか。貯金と同じように若いときからコツコツと積み立ててきたかどうかです。

運動をしてきた人は、「体貯金」に余裕があるので、年をとってからも、若いときとそれほど変わらず元気で楽しい生活が送れます。

でも、乱れた食生活を送り、運動もしてこなかった人は、もともともっていた貯金を食いつぶし、気づいたときはゼロになっています。そうなってからあわてても、以前の健康な状態に戻すのは容易ではないでしょう。

「体貯金」はいきなりなくならないかわりに、いきなり増えることもありません。「体貯金」に一攫千金(いっかく)はないのです。時間をかけてコツコツと積み重ねていく以外に方法はありません。

早く始めれば始めるほど、それだけ「体貯金」はたまります。そして、老年になってから、貯蓄を使っていろいろ楽しめるというわけです。

けれども、あまりにストイックで「体貯金」ばかりの毎日だと、心に余裕がなくなり、「心貯金」が尽きてしまいます。すると突如として、暴飲暴食に走ってしまうことにもなりかねません。

体の健康も大切ですが、心の落ち着きも大切です。

だから、私はケーキもラーメンも焼き肉も食べていいと思います。運動をサボってもかまいません。ただ、そのときは「ああ、食べてしまった」と罪悪感をもつのではなく「ああ、おいしかった」と心を満たしてください。

そうしないと心の貯金になりません。たまには食べる。たまにはぐうたらする。これは「心貯金」として、しっかり心にためていくのです。

この**「体貯金」と「心貯金」の割合は、「体」が八、「心」が二くらいを目安にする**のがいいと思っています。

たまにはケーキを食べてもいい。でもそうやって体貯金をくずすのは、全体の食生活のうちの二割くらい。八対二、そのバランスがもっとも長続きして、いい状態で元気な体と心を維持できる方法です。

でも、なかには「心貯金」が二割にとどまらなくなってしまう人もいます。それは「食欲」のセンサーがくもっていくサインなのですが、たとえば**どうしてもお菓子やケーキを食べてしまうという人に私がすすめているのは、ケーキを自分で手づくりしてみること**です。

自分でケーキをつくってみると、使う砂糖やバターの量の多さに驚くはずです。ケーキには、大きなボウル半分くらいの、山ほどの砂糖が入っているのです。それを全部入れて、やっと普通の甘さになります。

実際に自分でつくったときのインパクトは強烈です。一度試してみると、市販のお菓子を食べたときにも、「この甘さにするためには、相当な量の砂糖が入っているな」とわかるようになります。

そうすれば、お菓子やケーキを無制限に食べてしまう歯止めになるでしょう。

ゴールをイメージして食材を買おう

トップアスリートは自分がゴールするイメージを鮮明にもっています。レースの前日、実際に両手を上げて笑顔でゴールゲートをくぐり、イメージをつくっている人もいます。

私も室内でトレーニングするときは、アイアンマンのトップアスリートがゴールするシーンをＤＶＤで流しています。その姿は本当に美しく魅力的で、何回見ても感動で涙ぐんでしまいます。

私もこんなふうになりたい。こんなふうにゴールしたいと思いながらトレーニングしているので、がんばろうという気になります。

それくらい、**自分の理想のイメージを頭に刷り込んでおくことは大事です。そうすれば、自分がブレそうになったときも、理想のイメージを思い出して、軌道修正ができます。**

食生活も同じです。「正しい食欲」を取り戻そうと思ったら、自分自身の理想のイメージをもつことが大切です。それもできるだけ具体的にもつことです。

その「イメージ」がきちんとあれば、スーパーに行ったときも、体に悪いものを衝動買いせずにすむのです。

方法のひとつとしては、**トップアスリートでも俳優でも誰でもいいので、なるべく体型や感じが自分に近い人で、「こうなりたい」という人をイメージすることです。**

理想を高くもちすぎて、自分とはるかにかけ離れた人をイメージしてしまうと、そのギャップがストレスになるので、外国人のトップモデルではなく、適度に肉づきがある日本人の中から選ぶほうがいいでしょう。

イメージをつくるもうひとつの方法は、食に関して自分がとてもいい状態だったときや成功していた状態を思い出してみることです。

以前、柔道の北京オリンピックで金メダルを取った石井慧(さとし)選手を教えていたメンタルアドバイザーからトレーニングを受けたことがあります。

彼からは「自分のいちばん調子がよかったときを思い出してください」と何度も言われました。

そのときの状態をいつもイメージするのです。

もし、いい状態がわからない場合は、自分の体調がよくなかったときや最悪だったときの感覚を思い出して、そうならないようにすればいいのです。

いわば、近づいてはいけない〝逆ゴール〟のイメージです。

とにかくゴールのイメージを鮮明にもつ。

コンビニやスーパーで、棚に並んでいるお菓子にひかれてしまったときは、油で胃がもたれる感じや、食べてしまったあとの罪悪感を思い出します。そして、**フルーツを食べたあとの爽快感や、走っているときの気持ちよさを思い出す**のです。

その両方を比べてみて、どちらになりたいかと考えたら、もう迷うことなく、ポテトチップスではなく、旬のフルーツに手が伸びているでしょう。

いい道に行くチケットと、悪い道に行くチケットがあって、道が二股に分かれていたら、立ち止まって、その先のゴールをイメージしてみる。そうすれば、悪い道に踏み出すことはないはずです。

第四章

「食」を味方にできる人、できない人

何を食べるかで、人生は決まる

自分の体は、自分が食べたものでできています。つまり、何を食べるかによって、これからの自分の体は変わってきます。

ここまで、いかに食べ物で力を出すかについて話してきましたが、食べ物によって力を高めることができる反面、食事で足を引っ張られることもあります。

極端なことをいえば、食事次第で日々を快適に、やりたいことに全力投球しながら過ごしていくこともできるし、ダメにしてしまうこともできます。

何を食べるかを選べるのは、自分自身以外にはいません。

選ぶ食べ物を間違えつづけていれば、とっさのアイデアが出なかったり、行動するときの判断力が鈍ったりします。

なぜ、アスリートが普通の人よりも食事に気をつけるかといえば、アスリートは数字で結果が出てくるので、結果と食事との関係が一目瞭然だからです。何を食べたか、どう食べたかがその人の「結果」に直結するということを感じ取りやすい。だからアスリートはつねに食事に気を使っています。

食べたもので、結果が変わる。これはアスリートだけに起こる特別なことではありません。

アスリートの食と結果がつながっているのなら、一般の人の食と結果もつながっていないはずはありません。

仕事や人生でよい成果をあげたいのなら、一般の人たちもアスリートと同じように、食に気を配るべきです。

大事な会議や商談があるときに集中力が切れてしまったら、前向きな提案

も切り返しもできないので、評価が下がることもあるでしょう。

ここぞというデートのとき、途中でおなかが痛くなったり、気持ちが悪くなってしまったりしたらどうでしょうか。自分の魅力を最大限アピールできるでしょうか。

自分が望むパフォーマンスを出すためには、じつは何を食べるのかがとても大切なのです。

何を、どう食べるべきか？

何を、どう食べれば力を出せるのかを知るためには、「代謝」について知ることが大切です。

身近な代謝のひとつに、エネルギー代謝があります。

エネルギー代謝とは、食べたものを体の中でエネルギーに変える働きのこと。

「代謝を上げなさい」とよくいわれますが、これはつまり、食べたものをきちんとエネルギーに変えて消費できる体になれば、脂肪としてため込まなくなる、ということです。

代謝が悪ければ、食べたものをエネルギーにできず、やがて脂肪になってしまいます。だから、カロリーだけを気にしていてもダメなのです。

人間の体を動かすエネルギーとなるのは、糖質と脂質です。これらは体の中で熱になって燃え、内臓を動かして生命活動を維持します。またタンパク質は筋肉や内臓など体の組織をつくり、ビタミンやミネラルは糖質や脂質が燃えるのを手伝います。

そしてその燃えかすは、便や汗となって、体外に排泄(はいせつ)されます。

話をわかりやすくするために、人間の体を車にたとえましょう。

車本体のボディをつくるのはタンパク質です。車を動かすガソリンは糖質や脂質、ガソリンが燃焼するのを助けるエンジンオイルはビタミンとミネラルです。ガソリンがなければ、車は動きません。

動かなくなるというのは、つまり死んでしまうということ。それでは困るので、体の中にはガソリンタンクの役目をする肝臓や筋肉があって、いつも新鮮なガソリンが保管されています。糖質や脂質はガソリンになって、いったん肝臓や筋肉のタンクに保管され、そこからさまざまな活動に使われます。

さらに、タンクに入りきらないガソリンは、脂肪に変えられ、別の倉庫に保管されます。これが皮下脂肪や内臓脂肪です。

万一、タンクのガソリンが空になりそうになったときや、ある一定の強度で動いたときは、倉庫から脂肪を出して、ガソリンに変えて、燃焼させるという仕組みです。

車は、その馬力によって、使うガソリンの量が違います。人も同じで、活発に活動している人はたくさんガソリンを使うので、ガソリンの材料となる食べ物をきちんと食べなければなりません。かつ、食べたものをガソリンに変えて燃やし、いらないものは排泄するという一連の流れがスムーズでないと、活発な活動を維持できません。

食べたものを吸収してガソリンに変え、燃やして、排出する――この一連の流れを代謝といいます。そしてこの流れがスムーズなことを「代謝がいい」といいます。

また、**代謝によって燃える熱量をエネルギーと呼んでいます**。よくいわれるカロリーとは、エネルギーの単位のこと。代謝がいい人ほど、ガソリンをどんどん燃やすので、必要とするエネルギー量は多くなる、つまり高いカロリーが必要になります。

一方、食べる↓吸収する↓燃焼する↓排泄する、というこの流れがスムーズではなく、とどこおっている人もいます。これを「代謝が悪い」といいます。

こういう人は食べたものを吸収しても思うようにガソリンに変えられなかったり、ガソリンになっても燃焼しきれないので、それが脂肪になって倉庫にたまっていきます。

そして、流れ全体がうまく回らないため、入るものも出るものもとどこおってしまい、便秘になりがちで、汗も出なくなります。

さらに、ガソリンが十分燃えないので、活動できる量が低下してしまい、なんとなく元気がなくなります。代謝が悪いと、熱生産も衰えてしまうので、冷え性の原因にもなります。

活動に必要な熱量も少ないので、いつもエネルギーが余りがちになり、脂肪としてため込みやすくなってしまいます。

「おにぎり一個＋豚肉」と、「おにぎり一個だけ」ではどちらが太るか？

体を車にたとえると、エネルギーはガソリンのようなもの。食べ物からガソリンをつくって燃やすためには、ガソリンを燃焼させる働きを助けるビタミンやミネラルが必要です。ボディをつくるタンパク質も必要です。つまり、食べ物をガソリンに変えて、使うためには、いろいろな栄養素がいるわけです。

でも、**食べ物のカロリーだけに目を奪われていると、代謝を助ける栄養素をとることを忘れてしまいます。そこが落とし穴になります。**

たとえば、次にあげるふたつのうち、どちらが太ると思いますか？

①一〇〇キロカロリーのおにぎり一個

②一〇〇キロカロリーのおにぎり一個＋豚肉のおかず

カロリーだけ見ると、明らかに、①のおにぎり一個のほうが低いに決まっています。

でも、おにぎりだけを食べたほうがやせるかといえば、必ずしもそうではありません。おにぎりは糖質なので、体内に入ってガソリンになりますが、そのガソリンを効率よく燃やしてくれるのは、エンジンオイルの役目をするビタミンなのです。

そして、豚肉にはビタミンB_1がたくさん含まれています。だから、**豚肉とおにぎりを食べたときのほうが、おにぎりだけを食べたときよりガソリンは余計に燃える**のです。

食事は、単純にカロリーだけで比較してはいけないというのは、そういうことです。

カロリーだけ気にして、おかずを残したり、野菜だけしか食べなかったり

するのが、逆効果な場合もあるのです。

口に入るカロリー数だけいくら減らしても、代謝の悪い体だと、どんどん太ります。カロリーが少ない＝やせるということではありません。そのカロリーマジックにだまされてはいけません。

「これを食べれば、すぐ健康になる」ものはない

「それなら、食事では好きなものを食べて、サプリで栄養を補えばいいんじゃない？」

そう考える方もいらっしゃるかもしれません。

でも**私は、自分に足りていない栄養素が何か、どれくらい足りていないかを知らずに、やみくもにサプリメントをとることには反対**です。

なぜなら、特定の栄養素がいきなりドカンと体に入ってくると、体の中の

センサーがこわれてしまうからです。

「食」のセンサーはとても繊細です。ストレスがかかったり、疲れたりするだけでも狂ってしまうほどですから、ましてや、欲してもいない栄養素が大量に入ってきたら、センサーはどうなってしまうでしょう。

人間の体は、微妙なバランスで成り立っています。口から取り込んださまざまな栄養素がほかの栄養素と結びつき、体の中でうまく必要な栄養素に変化させて、バランスをとっています。

サプリメントは、そのバランスを大きくくずしてしまう可能性があります。なぜなら、サプリメントの栄養素は、それを食品からとろうとしたら、とてもとれないほどの量であることがよくあるのです。

たとえば、プロテインの粉末では、スプーン一杯で卵白三〇個分に相当するタンパク質がとれるとうたっているものもあります。普通なら、卵白三〇個などとても一気には食べられない量でしょう。しかし、プロテインをとれば、それが一気に体に入ってくるわけです。

すると、どうなるのか。体の中でタンパク質を処理する場所は仕事量がものすごく増えて、ほかのものに手が回らなくなります。それがまたほかのところに影響して、体全体の均衡が保てなくなってしまうのです。

体は全体で調整をとっているので、一か所が狂うと、全体に影響が及んでしまいます。その結果、体が維持していた微妙なバランスもくずれてしまうのです。

センサーさえ正しければ、人間は自分に足りないものが自然にわかりますが、センサーがこわれてしまうと、足りないものがわからなくなります。

特定の栄養素を補給するサプリメントは、人間がもともともっている調整機能をこわして、センサーを狂わせてしまう危険性があります。

また、サプリメントの栄養素は単体で、ほかの食べ物のようにさまざまなものが混じり合っている複雑な有機体ではありません。前にもお伝えしたように、栄養素は体の中でほかの栄養素と結びついて、体にとって有用な物質に変化します。

ひとつの栄養素だけが大量に入ってきても、結びつく相手の量は限られていますから、栄養素同士の相乗効果や消化吸収にも影響が出てきてしまいます。

もっとも、私もサプリメントをすべて否定するわけではありません。私も利用することがありますし、旅行中など、普段の食事がとれないときに補助食品として利用するにはとても便利です。

また、自分に足りない栄養素がわかっていて、何をどれだけとればいいか、プロから科学的に指導を受けているときは、それに基づいてサプリメントで補うのもいいでしょう。

でも「テレビでいいといっていたから」とか「最近はやっているから」と

か「人がすすめるから」という理由で安易に飛びつくのは危険です。

そして、味も匂いもないサプリメントに頼ってしまうことこそ、自分の必要とする栄養素を見分けるためのセンサーをほったらかし、くもらせてしまう原因になります。

「これを食べれば、すぐに健康になる」というスーパーフードは、残念ながら存在しません。

結局は「自分の食べたもので、自分ができている」ことを知り、では、自分は何を食べているのか？ と問い直し、食事を見つめ直すことからしか、健康な体づくりは始まらない、そう思うのです。

実力をすべて出し切れるかどうかは「食事」で変わる

カロリーマジックにだまされず、力を出すための食事のしかたについて、もう少し話を続けます。

同じカロリーであっても、食品によって、体の中での燃え方はみな違います。

たとえば、食べるとすぐに血糖値が上がるものは、体の中に入ると、すぐにガソリンとなり、短時間で一気に燃えます。

チョコレートなど、GI値（血糖値上昇指数）の高いものは、すぐに燃え上がる食べ物です。これらは瞬発力を上げるためにはよいのですが、持久戦には不向きです。

反対に、ゆっくり血糖値が上がる食べ物は、少しずつガソリンになって、長く燃えつづけます。これらは持久戦向きです。玄米やナッツ類、りんごなどはGI値が低く、チョコレートに比べてゆるやかに燃えつづけます。

よく、「大切なレースの前に何を食べたらいいか」という質問を受けます。かりに目の前にどんぶり飯と菓子パンが置いてあって、両方とも同じカロリー数だったとしたら、レースの前にはどちらを選ぶのが正しいと思いますか？

ちなみに菓子パン一個は六〇〇キロカロリーくらい、同じカロリー数だとどんぶり飯は二杯分になります。

たとえばあなたが、これからフルマラソンを走らなくてはいけないとしたら、どちらが長く走りつづけられるでしょう？

マラソンは持久力が要求されるので、長く体の中で燃えつづけるものをとらなければいけません。感覚で考えても、菓子パン一個ではとても四二・一九五キロを完走できそうにありません。でもどんぶり飯二杯なら、なんとか最後まで走れそうな気がします。

菓子パンとどんぶり飯を比べてみると、パンは粉食、ごはんは粒食なので、ごはんのほうが腹もちがよくなります。また、ＰＦＣのバランスも走るのに適していて、長くエネルギーを供給できます。

同じ六〇〇キロカロリーでも、食べ物によって、体の中に入ってからの代謝のしかたが違います。**単純にカロリーだけで考えず、その代謝のしかたまで計算に入れて食べると、力を発揮できるようになる**のです。

じつは私は、甘いパンで失敗した、苦い経験があります。まだ運動を始めてまもなく、アスリートフードマイスターの勉強をする前のことです。あるトライアスロンの大会のとき、私は試合前にエネルギー補給として、甘いパンを食べてしまったのです。

普通のパンだと思って買ったものが、中にクリームがはさんであるパンでした。「あっ」と思ったのですが、そのまま食べてしまいました。そして当時はダイエットをしていたこともあり、パンのクリームでたくさんカロリーをとったのだからと思い、買ってあったおにぎりを食べなかったのです。

案の定、途中でガソリンが燃えつきて、走れなくなってしまいました。トライアスロンは長時間続く競技ですから、長く燃えつづけるおにぎりも食べておかなければいけなかったのです。

反対に、もしこれが短距離を一気に走るのであれば、おにぎりではなく、すぐ燃える甘いパンを食べたほうがいいかもしれません。

たとえばこれは、子育てで長時間子どもと一緒にいるお母さんでも同じです。エネルギーになるからといって、甘いチョコレートをたくさん食べて公園に行ったとしても、一瞬は力が出ますが、途中から子どもと一緒に遊ぶエネルギーがなくなってしまうのです。チョコレートは急激に血糖値が上がるので瞬発力は出ますが、そのぶん急激に下がるため、すぐに力は切れてしまいます。

血糖値が急降下すると、体は疲れやだるさを感じ、気分も落ち込み、急に下がった血糖値を上げるために空腹感も生まれます。

もしかしたら、集中力が途切れてベンチで休んでいる間に、子どもがケガをしてしまうかもしれない。そんな不安があるならば、公園に行く前には、長時間エネルギーとなるおにぎりを食べるほうがはるかに力が出ます。

同じように、仕事をしている人も、「集中力が切れてきたな」といって甘いものを食べるのもたしかに有効ですが、糖質というのは「甘いもの」のことだけではありません。おにぎりだって「糖質」の多い食べ物です。ですから、**長く集中したいときはチョコレートではなく、おにぎりを一個食べるほうが、じつは効果は長もちします。**

このように、体の中での代謝まで考えて食べ物を選べる人は、自分のパフォーマンスを上げることができます。

ちなみに、**私がよくおすすめするのは、すぐエネルギーになり消化もよく、かつ長もちするバナナ**です。

ここぞというプレゼンの前にはチョコレート。長丁場の会議や徹夜仕事の前なら、バナナやおにぎり。このように、意識して「食」を味方にできる人には「結果」がついてきます。

冷蔵庫の代謝は、あなたの代謝と同じ

私はアスリートフードマイスターとして、雑誌などの料理の仕事をいただくことがあります。

撮影などで冷蔵庫を開けたときに驚かれるのは、「冷蔵庫がスカスカですね！」ということです。

たとえば、いま冷蔵庫の中を見てみると、ゆでたブロッコリー、日もちがする梅干し、そしてじゃこがあるぐらい。野菜室には旬の野菜が二日分ほど入っていますが、あとは冷凍庫につくり置きの肉団子やギョーザと、特売で買ってきた肉があるくらいです。

じつは、私は意識して冷蔵庫を「スカスカ」にしているのです。

なぜスカスカの冷蔵庫にしておくのか。

それは、冷蔵庫の代謝は、自分の代謝とリンクしていると考えているからです。

よく、冷蔵庫に食材を詰め込みすぎて、パンパンになっているお宅がありまず。奥のほうには賞味期限が切れたものが入っていたり、もう絶対に食べられないような瓶詰めが出てきたりします。

いつも新鮮で、栄養価が高いものをおいしく食べようと思ったら、冷蔵庫の中身はいつも入れ替わっているのがベストです。

なぜなら、魚や肉などのタンパク質類は、新鮮なうちに食べようと思うと二日ぐらいしかもちませんし、野菜や果物もせいぜい一週間が限度。冷凍ものもあまり長く保存しておくと、栄養価も下がるし、風味も落ちてしまいます。

これは私の持論ですが、冷蔵庫は、自分の体と同じです。

ある脳科学の先生が、部屋の整理のされ方が、その人の脳の状態をあらわしているといっていました。それならば、冷蔵庫の中身が体の代謝をあらわしているといってもいいかもしれません。

冷蔵庫も代謝をよくして、せっせと食品を使い、つねに新しいものに入れ替えていきましょう。

冷蔵庫を物入れのように使っていて、いつも古いものが滞留している人は、そういう状態を〝よし〟とする人ですから、自分の体もそうなっている可能性があります。

もしもいまあなたが、自分の冷蔵庫の中身を把握できていなかったとしたら要注意です。

買い物に行くときも、冷蔵庫の中身がわかっていれば、食品が重なるムダがなくなります。

結局、人が一人で把握できる量には限度があるのです。冷蔵庫の中に入れるのは、自分が把握できる範囲のもの。そうしないと、どんどんため込み、流れないものが増えていきます。

「安いから」と余計に買って冷蔵庫に詰め込んで、結局捨ててしまうものはありませんか？

特売でたくさん買っても、それが体のためにならず、「たくさん食べてしまう」だけになってはいませんか？

冷蔵庫を見れば、その人の生き方がわかります。パンパンに詰めている人は、もしかしたら余計なものをしょい込みすぎているのではないでしょうか。

逆にいうと、自分がいまどんな体の状態なのか知りたかったら、冷蔵庫を開けてみるといいかもしれません。 何でも詰め込んで、古いものがたまっている人は、自分の体の代謝も悪くなっているかもしれません。

詳しく知りたい方は『やせる冷蔵庫』（サンマーク出版）をご参照ください。

お箸をきちんと持つ人で太っている人はいない

冷蔵庫だけでなく、食事のしかたで、その人の人柄や人生の考え方、生き方まで透けて見えることがあります。

先日、ある女性タレントが魚料理を食べているところをテレビで見ました。そのマナーがあまりに美しくて、思わず見入ってしまいました。

その人は食べる前にきちんと手を合わせて「いただきます」といいました。食べるという行為に対する神聖な気持ちが、画面を通して伝わってくるようでした。そしてお箸（はし）の持ち方も完璧で、魚の骨をきれいに取るのです。

魚料理がきちんと食べられるのは、お箸が正しく使えている証拠。そうやって食べ散らかさないことによって、魚が彼女の中に正しい栄養素となってきちんと入っていくのだな、という印象を受けました。

食を雑に扱うか、ちゃんと向き合って自分の体を管理するか。

これで、人生は大きく変わります。きちんと管理できる人は、人生に対しても真摯で真面目に生きられます。逆にいうと、人生をきちんとていねいに生きようと思ったら、まずは食事をていねいにとることから始めてみればいいのです。

これは聞いた話ですが、ある社長さんは新入社員の採用試験のとき、内定を出す前の段階で、一緒に食事をするそうです。

そのとき魚料理を出して、食べ方を見ます。そして魚をきれいに食べる人を採用するそうです。「食に対して雑でない人は、仕事もきちんとやる。それは間違いない」とその社長はいいます。

さすがにたくさんの社員を見てきた人は違います。

お箸をきちんと持つ人で太っている人はいない、というのも私の持論です。

私のランニング仲間に、とてもスタイルのよい女性社長がいるのですが、その人も食のマナーがとてもきれいです。

魚料理も食べ散らかさずみごとに食べますし、食べている最中もお箸をブラブラさせたりせず、ピシッと箸置きに置きます。食べ方もきれいで、ひとつひとつ味わいながら、よくかんで食べています。

社長という仕事がら、接待や会食も多いはずですが、少しも贅肉がついていません。彼女に聞いてみると、会食以外の食事にも、気を使っているそうです。

まず家で食べる朝食は和食を中心に、おみそ汁は必ずだしからとっています。おかずは煮ものや納豆、わかめ、魚など、たくさんの種類が並びます。

夜はほぼ毎日会食が入っているので、お昼ごはんで調整するともいっていました。**前日の会食がお寿司なら昼は野菜たっぷりのパスタにする、洋食だったらおそばにする**など、バラエティ豊かにとるそうです。

できるだけ一週間単位で食事を考え、「ここでこれを食べておけば、一週間でバランスがとれる」という考え方をしているというのです。

それだけ食に真剣に向き合っている。そして食べるときは正しい箸の持ち方で、ていねいにきれいに食べる。その姿勢が、たとえ会食続きの食生活でも、食欲を正しく保ち、太らず、健康的な体を維持する秘訣なのだと思います。

この食べ物が半年後の自分になってOKか？

体によくないものをどうしても食べたくなったとき、運動するのがいちばんいい方法ですが、それができないときはどうしたらいいでしょう。

私は「一〇秒考えてみてください」といっています。食べる前に、一〇秒間、自問自答してもらうのです。

「どうしても、いま、これが食べたいの？」

「絶対食べたい。だってストレスがたまってるんだもん」

「食べてもストレスはなくならないよ」

「でも食べた瞬間は満足できるでしょ。それでいいの」

こんなふうに悪魔のささやきが続いたら、こういい返してやりましょう。

「いま食べようとしているこの食べ物は、半年後の自分自身になるんだよ。それでもいいの？」


半年後の自分になる。こう考えると、体によくないものを食べようとしていた手が一瞬止まります。半年後、自分の細胞がこの脂まみれのラーメンでつくられたものになっていると想像すると、ちょっとぞっとします。

とにかく一〇秒時間をおく。水をひと口飲んでみる。すると「食べたい、食べたい」と思っていた「欲」が少しおさまってきます。

時間がたつとおさまってくるような「欲」は本物ではありません。体が本当に必要としている栄養素なら、時間をおいても「食べたい」という「欲」はなくならないはずです。

その「欲」が本物か偽物かは、時間をおけばすぐわかる。バーゲンで衝動買いしそうになったとき、一瞬冷静になって考えることと似ています。

いわば〝偽物〟の「欲」をいかにつぶしていくか。それが「一〇秒考える」という方法です。

そして、**いま食べるもので半年後の自分自身がつくられるということは、「だからこれからいいものを食べれば変われるんだ」という希望にもなります。**

体のいいところは、細胞が入れ替わってくれることです。半年たてば変わっていく。だから正しい食生活に変えるのは、いつ始めても遅いことはありません。

「こんなものを食べているからダメなんだ」というのではなく、「これから食生活を変えていけば、もっとよくなる。だからいまからでも遅くないんだ」という前向きなメッセージととらえましょう。

体に悪いものを食べたくなったら、一〇秒考える。そしていまから変えれば、半年後のプラスが約束されていることを思い出してください。

「勝負食」で人生の質を高めよう

アスリートにはレース前に食べる「勝負食」があります。それと同じように、普通の人にも「勝負食」があっていいと思います。

なにも、特別なメニューである必要はありません。体の代謝と栄養を考え、ベストなときにベストなパフォーマンスが発揮できるような食事です。

脳を使うのであれば、脳のエネルギー源になる糖質を多めにとる。持久力を要求されるものなら、長く燃えつづけるごはんなどを食べておく。面接やプレゼンなど「ここぞ」という瞬発力が必要とされるときは、すぐ燃えてエネルギーになるチョコレートやあめを食べる。

いつ食べるかも大切です。チョコレートは持続力が短いので、直前に食べたほうがいいのですが、ごはんやパンは消化する時間も考えて、勝負の二時間前に食べるのがベストです。

たとえば、朝九時に仕事が始まるビジネスマンなら、七時にごはんを食べておくと、ちょうど九時ごろからごはんのエネルギーがガソリンになって燃えはじめます。

ごはんを朝に食べた場合、ガソリンになってだいたい四時間後、昼ごろまではもつといわれています。ですから、一二時に昼食を食べれば、夕方までエネルギーはもつというわけです。

さらに、勝負食を自分流にカスタマイズしていくことが大切です。プレゼンの前にパンを一枚食べると力が出る人もいれば、魚と豆腐のほうが調子がいい人もいるかもしれません。アスリートがレース中に補給するようなジェルをとると、力が出る人もいます。

陸上選手として有名なカール・ルイスがベジタリアンだったことをご存じの方も多いかもしれません。普通、アスリートがお肉を食べないというと力が出なそうな気がしますが、彼は常識にとらわれず、自分がいちばん力を発揮しやすい食事を探した結果、そこにたどりついたのではないでしょうか。

アスリートではない人も、**どうやったら自分がいちばん力を発揮できるのか、食べ物や食べ方を研究してほしい**と思います。

私が製作会社で働いていたころ、食事にもっと気を使ってさえいれば、もっともっと仕事をうまくできたかもしれないという後悔があります。

同じように、もっと仕事で結果を出したいと感じる人がいれば、自分の能力を磨くことと同時に、自分の力を十分に発揮するための「食事」を整えてみてほしいのです。

アスリートがあれだけ食事に気を配るのは、食べ物が結果に及ぼす影響が大きいことを知っているからです。

そしてこれは、一般の方にとっても同じはずです。だから食べ物と自分の行動やパフォーマンスに気を配ってください。それだけで、アスリートが記録をどんどん伸ばすように、仕事や勉強の能率も上がっていくはずです。

能力を磨かなくても、食べ物を変えるだけで、結果が変わってくるのですから、そのチャンスをみすみす逃しているのは、もったいないことです。

前向きなメンタルは食事×運動でつくられる

食事は体だけでなく、心をもつくっています。

正しい食事をきちんと食べていると、心が落ち着いてきた経験はありませんか？

体だけでなく頭や心を動かすためのガソリンがしっかり入っているので、途中で物事を投げ出したりせず、粘ることができるのです。

これに運動が加わると、メンタルは掛け算でさらによくなります。食事×運動によって考えが前向きになり、「もう一歩行ってみよう」「もう少しがんばってみよう」という粘りの心が生まれるのです。

これは、運動をすることによって、一歩一歩の積み重ねでだんだん体が変わっていく経験を重ねているからかもしれません。

私自身を振り返ってみても、きちんと食べて、運動もしていると、打ち合わせひとつとっても、集中力が生まれますし、できる限りの力を出して期待以上のものをつくり出そうという気持ちになります。まさに掛け算の力が発揮できるわけです。

その**強い心は、食事×運動の掛け算でつくることができる**のです。

メンタルを強くして、力を発揮できるようにするには、毎日、自分の「記録」をつけておくのがおすすめです。

どんなものを、どんなふうに食べたのか、どんな運動をしたのかと、その日の自分の行動や結果、感想を日記のように書いておく。

すると食事や運動と、自分の心身との関係がはっきりわかると思います。

メンタルが強いといわれるサッカーの本田圭佑選手は、「本田ノート」という日記を中学生のころからつけていたそうです。そこには毎日、自分の食べたもの、体重や脈拍、便の様子から運動メニュー、体の状態や心の動きまで記してあるそうです。

記録をつけていれば、どんな食事と運動が自分を強くするかがはっきりとわかります。逆にいうと、それがわかれば、食と運動で強い自分をつくり出すことができます。

本田選手はそれを意識して続けてきました。だからこそ、ここ一番というときに、あれほど強いメンタルとパフォーマンスを発揮することができるのです。

いまここにある「自分」を知ることから始めよう

アスリートフードマイスターの資格を取って以来、アスリートだけでなく、一般の人を対象にした講演会や勉強会にも呼んでいただけるようになりました。

そういう場でよく聞かれるのは「何を食べたらいいのですか」という質問

です。また、「○○水は健康にいいんですか」「○○というサプリを飲んでいると老化が防げますか」「○○はたくさん食べたほうがいいですか」などの質問も、多くいただきます。

気持ちはよくわかりますが、私がいつも思うのは「**本当に知ってほしいのは、〝何を食べるべきか〟ではなく、自分はいま、何を食べているのかである**」ということです。

「○○水がいい」とか「○○というサプリが効く」という前に、まずは自分自身の食生活のベースを整えることが先です。基礎となる食生活が乱れていたら、いくら〝○○水〟やら高いサプリを飲んでも、意味はありません。

人間の体を木にたとえると、幹を支える根っこがちゃんとしていないのに、いくら葉っぱや枝先をケアしても、木は元気にならないということです。○○水や○○サプリは枝葉末節の話。幹を支える根っこである日々の食生活が大事です。

自分が日々食べているものの把握ができているかどうか。その中で足りないものや改善すべき点を見つけて見直すことがまず先です。

そこを抜きにして、健康な体づくりは始められないと思うのです。

食事の管理はお金の管理と同じ

トライアスロンをしている人に経営者が多いからか、お金のプロとお話しさせていただくことがよくあります。

そこで思うのですが、**じつは、食事の管理は、お金の管理とよく似ています。**

お金がたまらない人は、たいてい自分が何にお金を使っているのか把握していないといいます。何にどう使っているかわからないお金、つまり使途不明金が多すぎて、管理ができていないのです。

たくさん稼いでいる人が必ずしもお金持ちとは限りません。たくさん稼いでも、何に使っているのかわからずに使ってしまえば、永遠にお金持ちにはなれません。それよりも、お金の管理ができている人が、最終的にはきちんとお金をためられます。


食事も一緒です。

たとえば、ダイエットに失敗する人は、自分が何を食べているのかよくわかっていないことが多いのです。食に対する自己管理ができていないので、知らず知らずのうちに太ってしまう。

家計のアドバイスをするファイナンシャルプランナーさんが、「お金がたまらない」という悩みをもっている人にまずアドバイスするのは、「現状把握をしてください」ということだそうです。お金をためようと思ったら、まず家計簿をつけて、何にいくら使ったか把握しなければ、そこからの対策を立てることができないからです。

食事の管理も同じです。まずは自分の状態を「知ること」が大事なのです。自分が何を食べているのか知らなければ、何をどう変えていいかもわかりません。

それには、家計簿と同じように、食べたものを記録して、己を知ることがいちばんです。

自分が口に入れたものは、あめ玉ひとつ、ジュース一杯、おせんべい一枚にいたるまで、すべて記録してみる。記録するのが面倒なら、携帯で写真に撮るのでもかまいません。

とにかく口に入れたものを記録する。すると「油ものが多すぎる」とか「野菜が少ない」とか「飲みに行ったあとラーメンを食べた」といったことがわかります。本当にそれを食べる必要があったのか、〝ムダづかい〟も洗い出せます。

現状を知り、知ったことにふたをしないで、「悪かった経験」として、頭に刻み込んでおいてほしいのです。そうすれば、次に悪いものに手を出しそうになったとき、そのことを思い出せます。

もちろん「よかったこと」も記憶しておいてください。よかったことも悪かったこともきちんと覚えていられる人は、同じ過ちをくり返しません。

でもそこにふたをして、なかったことにするから、〝使途不明金〟ばかりになってしまうのです。

一時話題になったレコーディングダイエットは、この方法そのものです。

自分が口に入れたものをきちんと認識し、記録に残して、チェックする。そしてこの食事で自分の体がつくられるのだというところまで落とし込んで、昨日の食事を振り返ると、反省が生きてきます。

「本当にここでこのトンカツは必要だったのか」「このラーメンは必要か」

「このからあげが半年後の自分の体になるのだ」ということがわかります。

前にもお伝えしたとおり、私はこまめに食べたものを写真に撮ってフェイスブックやブログにアップしていますが、それは記録に残すためでもあるのです。そして人にもチェックしてもらう。そうすることで、自分の「食」を客観的に把握でき、反省と今後の教訓として生かすことができます。

運動すると幸せの総量が増えてくる

人間に唯一与えられている平等なものは時間です。どんなお金持ちもそうでない人も、一日に与えられている時間は二四時間と決まっています。

この二四時間をどう過ごすかが、幸せか幸せでないかの人生を決定します。どうやったら楽しい時間を増やせるか。生きるのが楽しくなるか。

平等に与えられている時間の中で、いかにしてプラスのものを増やしていくかが、幸せな人生を築くことにつながります。

私は運動を始め、食生活が変わってから、プラスのことがどんどん増えていきました。なぜなら運動には自分で自分をほめてあげられる場面がたくさんあったからです。

自分で自分をほめられれば、うれしいし、自信もつく。そうやってにこにこしていると、自然に人が集まってくるようになりました。

体も元気になって、パワーがあふれてくると、同じようにパワーがある人とめぐりあうようになる。

不思議なことですが、いい「気」が回っている人のところには、いい「気」が寄ってきます。気がつくと、営業をしなくとも、いつのまにか、やりたい仕事がやってくるようになりました。

「ハッピーサイクル」とひそかに私は名づけているのですが、運動していて、食生活にも気をつけている人は、私の周囲を見ていても、「ハッピーサイクル」に入りやすい傾向があります。

以前、ランニングに関するこんな記事がのっていました。ランニングを趣味にしている人たちの平均収入が、一般のサラリーマンより高かったというのです。

ランニングをしているから収入が上がったのか、もともと収入の高い人がランニングをしているのかわかりませんが、たしかに私のまわりでランニングをしている人たちは人生に余裕があって、幸せそうな人たちばかり。

私にいわせれば、運動をすれば、人生に対してポジティブになれる。だから運もついてくる。そんな気がします。

心と体が一致したら、人生は四輪駆動になる

運動と食事で心と体が整ってくると、自分に自信がついてくるので、何が

起きても怖くなくなります。私自身を考えてみても、これから先、何が起こるかわかりませんが、不思議と怖くありません。

何かが起きても、リセットできる自信があるのです。**うまくやれるという自信**です。**おごった自信ではありません。ダメになってもリカバリーできる自信**です。

それを私はスポーツから学びました。

走っていると、いいコースのときもあれば、最悪のときもあります。上がったり、下がったり、また復活したり、長いレースの間で、もうダメだと思うこともあれば、リカバリーできることもある。そういうことを体で実感しました。

だからある意味、決めつけなくなりました。この先、何が起こるかわからない。でも何が起きても、そのときリカバリーすればいい。

食と運動で鍛えた頑丈なメンタルと体があるので、どんな困難にも立ち向かえるパワーを感じるのです。

ちょうど、車でいえば四輪駆動で駆け抜けている感覚です。心と体が完全に一致すると、一人の人間としてパワーアップしていく感じがします。

食や運動で人生が変わるわけがない、という人がいます。でも私は声を大にしていいたい。食と運動で、人は変われます。人生は変わります。

私自身がそうでしたし、そういう人がまわりにたくさんいます。

たとえば私と同じトライアスロンチームに入っている女性社長もそうでした。彼女は外資系企業のエグゼクティブとして、多忙に〝超〟がつく人生を送っていました。

仕事はとても充実していたそうですが、自分自身をケアしている余裕はありませんでした。きちんと食事をとる余裕がなかったので、仕事中、歌舞伎揚げを一袋一気食いしてしまったり、メイクも落とさず、帰ってきた服のままで寝てしまったりと、自分の体に対しては、本当にかわいそうな扱いをしていたそうです。

その方は、お母様の病気をきっかけに食に対する意識を見直したといいます。

ちょうどトライアスロンを始めたこともあり、食と運動で彼女の人生は大きく変わっていきます。

いま、健康的に日焼けした彼女は、お菓子を一気に食べるなんて考えられないと笑っていました。

人生は何が起こるかわからない。でも前を向いて進んでいけば、ゴールに一歩一歩近づいていく。だから食と運動に気をつけて、自分自身を大切にすることが、何より大事なのです。

心と体をひとつにして四輪駆動で進めば、どんな悪路も怖くありません。

人生は、確実に幸せというゴールに向かって進んでいきます。

第五章

実践！　村山食堂

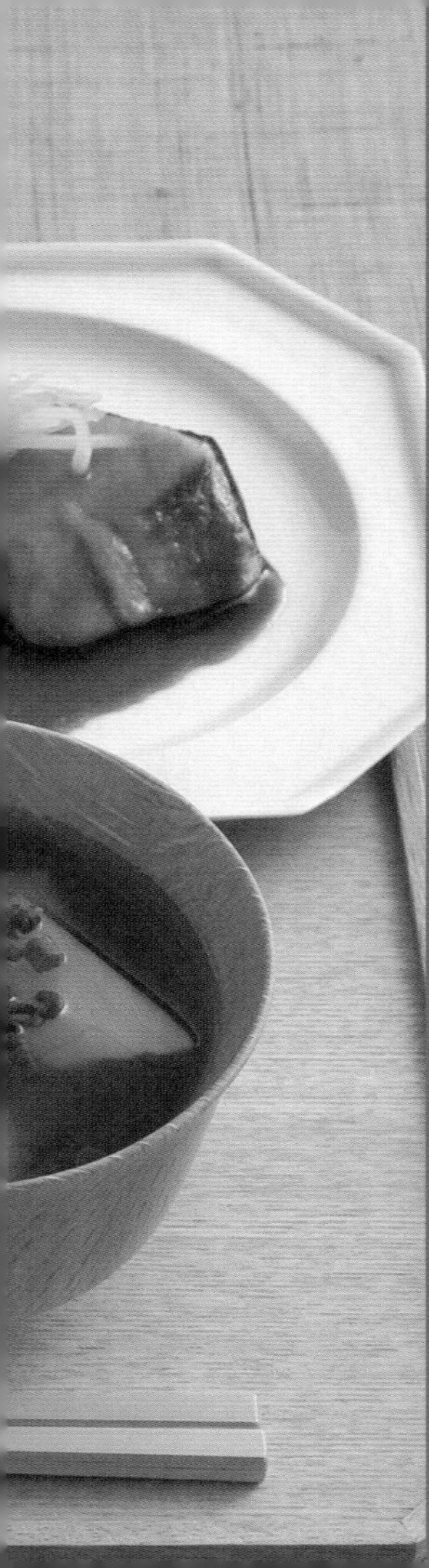

毎日の献立の考え方♪

献立づくりは、けっして難しくありません。

ポイントは、「5色（赤、緑、黄、白、黒）そろえる」ことと、「冷蔵庫の代謝を上げる」ことだけ！

バランスよく、新鮮なものを食べて、体の大そうじをしましょう。

1 メインのおかずを決める

献立づくりは「まず主菜」、ここから始めましょう。

昨日のおかずとかぶらないもの、できれば外食でとりにくい魚を多めに食べられるように考えます。サンマや鮭など、旬の魚を焼くだけでりっぱな主菜です。

2 野菜のおかずを決める

副菜のひとつめは、野菜のメニューにします。緑、赤などの色はここでそろえてしまいましょう。ほうれん草をゆでて、トマトを切ればもう２色です。

3 海藻、きのこ、豆腐でもう１品

副菜のふたつめは、白と黒を中心に考えます。豆腐の白、ひじきやわかめ、ごまの黒をとれるように。冷や奴にわかめをのせて毎日食べてもかまいません。

4 汁もので、不足しているものを補う

５色で足りないものを、汁ものに入れると考えます。野菜が足りていなければ、野菜スープ。黒がなければ、わかめのみそ汁。卵を落としてかき玉汁にしてもいいですね。


副菜の１品の味が濃い場合は、もうひとつの副菜は薄めさっぱりにするなど、味の違いを楽しめるようにすると食が進みます。

食べても太らない体をつくるには、まず、正しいものを怖がらずに食べることから始まります。

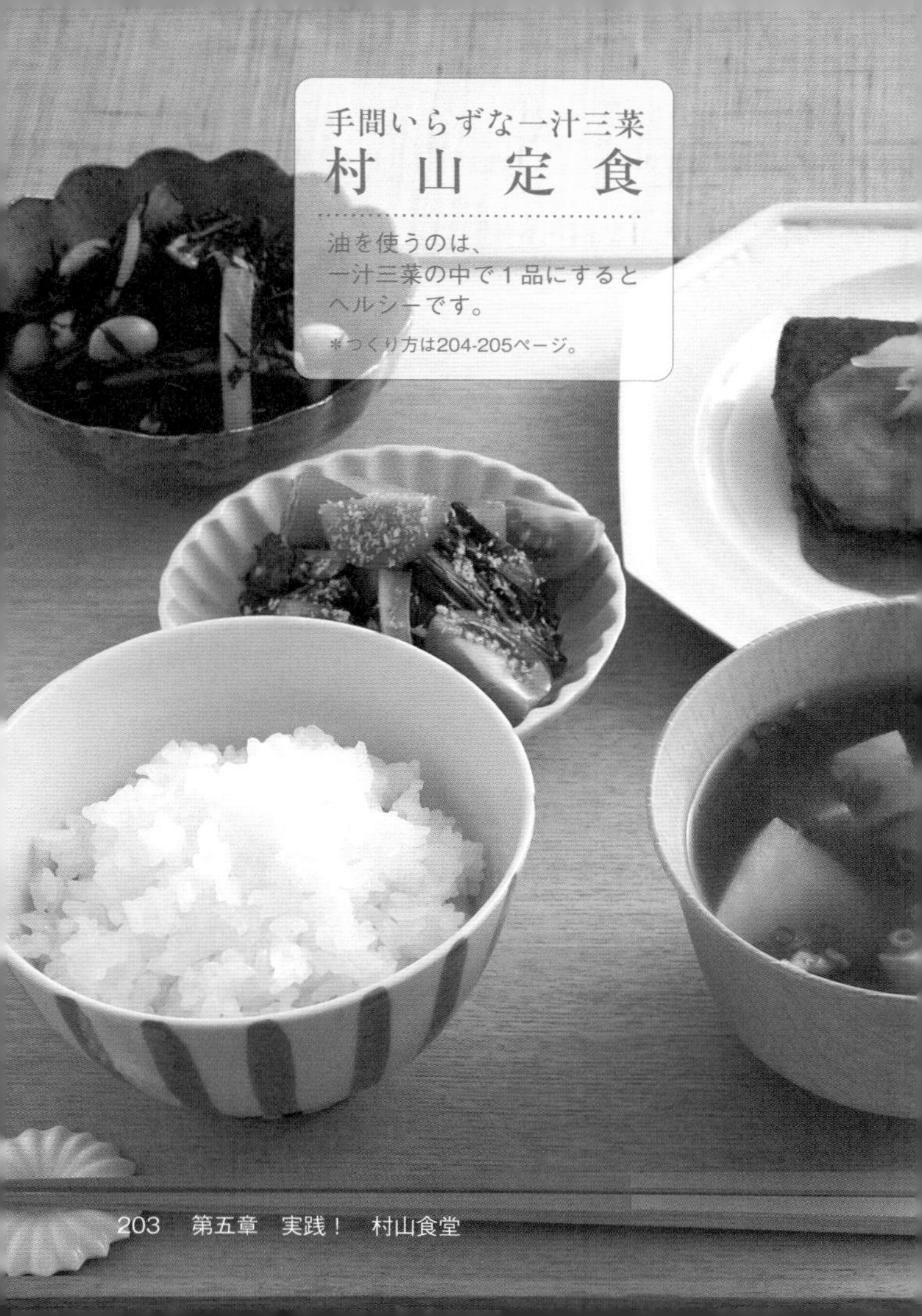

手間いらずな一汁三菜
村山定食

油を使うのは、
一汁三菜の中で１品にすると
ヘルシーです。

＊つくり方は204-205ページ。

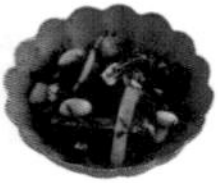

栄養たっぷり！　ひじきの煮つけ 副々菜

♪たくさんつくって常備菜に

材料（6人分以上）

冷凍のものを使うと便利

乾燥ひじき	20g
干ししいたけ	3枚
大豆（水煮）	80g
枝豆（むき身）	20g
にんじん	1/2本
油あげ	1枚
油	適量
A 砂糖	大さじ2
A しょうゆ	大さじ3
A みりん	大さじ3
A だし（干ししいたけのもどし汁）	2カップ

足りない場合は水を足す

つくり方

❶干ししいたけ・ひじきは水でもどす（干ししいたけのもどし汁は捨てずにとっておく）。油あげは熱湯をかけ、油抜きをする。にんじん、干ししいたけ、油あげは千切りにする。

❷フライパンに油をひき、干ししいたけ、にんじんを中火で炒める。

❸火が通ってきたら、ひじき、油あげ、大豆、枝豆、Aの調味料を加え、ふたをして煮汁が少なくなるまで弱火で煮る。

◎余ったら冷凍したり、卵焼きに入れたり、まぜごはんにするのもおすすめ！

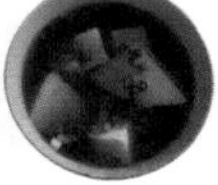

手間なし！ 豆腐とじゃがいものみそ汁 汁もの

♪栄養たっぷり！

安くていつでも買える野菜は、汁ものに入れよう

材料（2人分）

じゃがいも	1/2個
木綿豆腐	1/2丁
だし	2カップ
細ねぎ	適量
みそ（赤だし）	大さじ1と1/3

タンパク質たくさん！

つくり方

❶じゃがいもは皮をむき、一口大に切り、水にさらす。豆腐はさいの目に切る。細ねぎは小口切りにする。

❷鍋にだしを入れて火にかける。じゃがいもを入れて火にかけ、火が通ったら豆腐を入れて火を止める。みそを溶かし入れ、器に盛ってねぎをちらしたら完成！

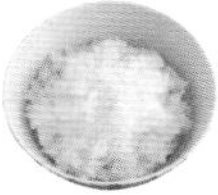

炊くだけ！　ごはん 主食

♪疲れている日は、冷凍ごはんを電子レンジでチン

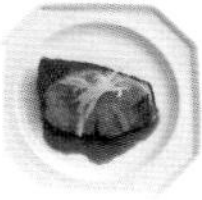

焼くだけ！ ぶりの照り焼き 主菜・旬のものを使用

♪5分でできちゃう

できるだけ新鮮なものを

材料（2人分）

ぶりの切り身		2切れ
片栗粉（または小麦粉）		適量
塩		適量
油		適量
紅しょうが		適量
A	しょうゆ	大さじ2
	みりん	大さじ2
	日本酒	大さじ2
	砂糖	小さじ1

つくり方

❶ぶりに塩をふり、少し置く。

❷キッチンペーパーで水気をとり、片栗粉をまぶす。

❸フライパンに油をひき、ぶりを入れる。焼き目が少しついたらAの調味料を入れる。ふたをして、弱火で約2分ほど焼く。

❹皿にぶりを盛り、紅しょうがを添える。煮詰めてとろりとなった煮汁をかけて完成！

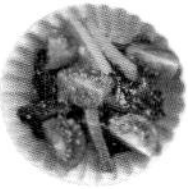

ゆでて混ぜるだけ！ トマトと小松菜のあえもの 副菜

♪色どりも良く、見栄えがいい

材料（2人分）

小松菜	1/2把
ミニトマト	3～5個
ポン酢	大さじ1
すりごま	適量
塩	少々

黒ごまでも白ごまでも、栄養価はほぼ変わりません

することで吸収力UP！

つくり方

❶鍋でたっぷりの湯（分量外）を沸かし、塩を入れ、小松菜をさっとゆでる。しんなりしたらすぐに冷水にとって冷やし、水気をしぼって3cm長さに切る。

❷ミニトマトは4等分に切る。

❸ボウルに❶、❷とポン酢を入れて、軽くあえる。

❹お皿に盛り、すりごまをかけて完成！

一汁三菜を、2品にまとめよう！　簡単メニュー 1

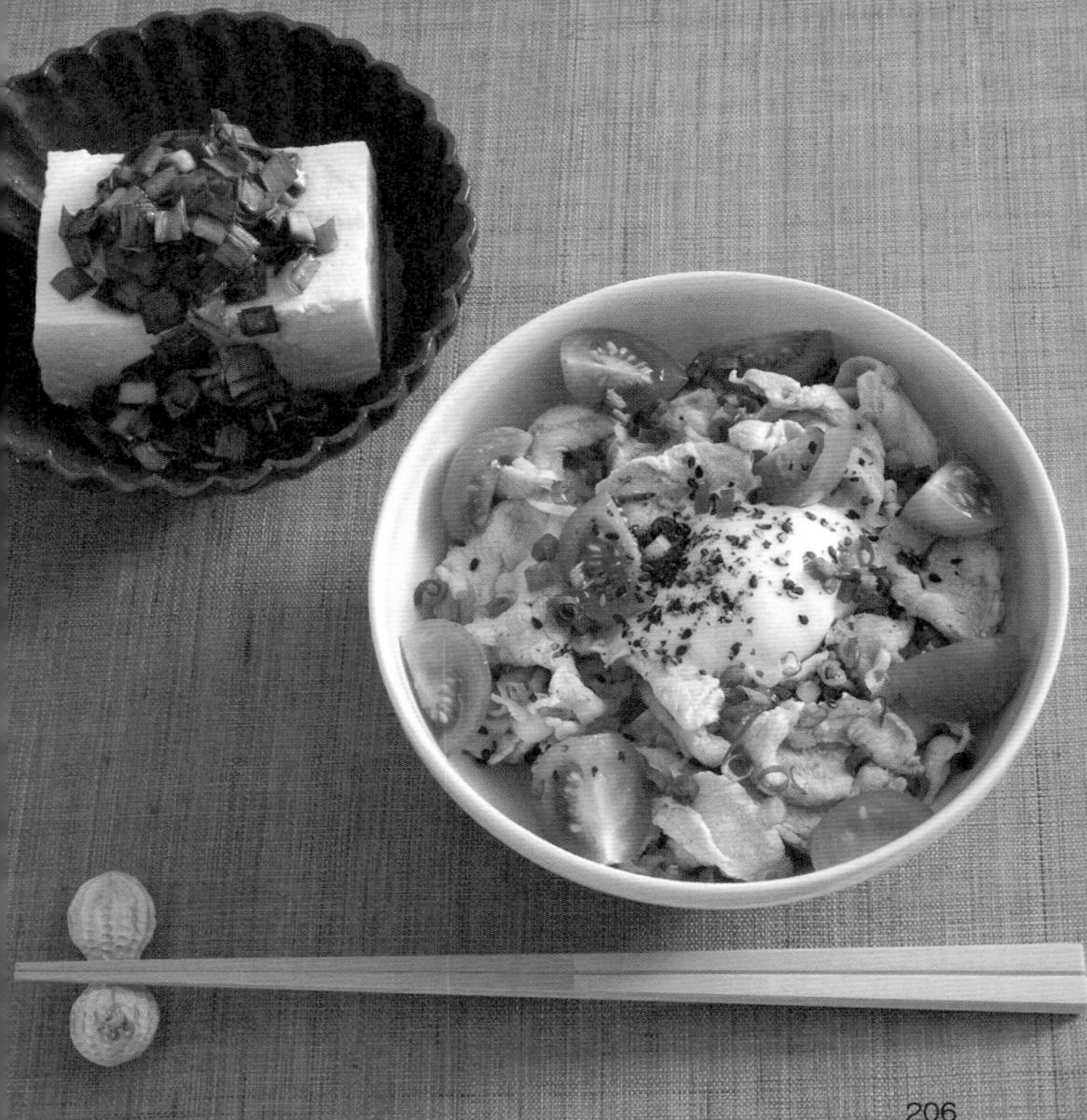

◉走ったあとによく食べます、豚トマト丼

♪ゆでて混ぜるだけ

材料（2人分）

	ごはん（白米＋玄米）	2杯分
	温泉卵	2個
	豚薄切り肉	200g
	ミニトマト	5個
	細ねぎ	適量
A	酢	大さじ2
A	はちみつ	小さじ2
A	おろししょうが	大さじ1
A	おろしニンニク	1片分
A	薄口しょうゆ	大さじ1
A	塩	小さじ1/3
A	ごま油	小さじ1
	すりごま	適量

コンビニで買えます

ビタミンB群で疲労回復

クエン酸で疲労回復

ビタミンB_1の吸収を助ける

ビタミンB群で疲労回復

つくり方

ゆでるから脂…落ちてヘルシー！

❶ミニトマトは小さめの乱切り、細ねぎは小口切り、豚肉はさっとゆでる。

❷ボウルに、❶と、Aのすべての調味料を入れ、混ぜ合わせる。

❸器にごはんと❷を盛り、中央に卵を置き、すりごまをちらして完成！

◉ニラじょうゆ豆腐

♪つくっておいて、かけるだけ

材料（2人分）

	ニラ	1/2束
	木綿豆腐	1/2丁
A	しょうゆ	大さじ2
A	ごま油	大さじ1
A	豆板醤	小さじ1/2

スタミナ野菜の一軍選手！

絹ごしよりも木綿のほうがタンパク質、カルシウムなどの栄養価が高い

つくり方

生で食べると栄養価UP

❶ニラは生のまま小口切りにし、Aの調味料と混ぜ合わせ、容器に入れ半日ほどおく。

❷豆腐を器に盛り、❶をかけたら完成！

豆腐とニラで効果的に栄養摂取

◉お水かほうじ茶を一緒にどうぞ

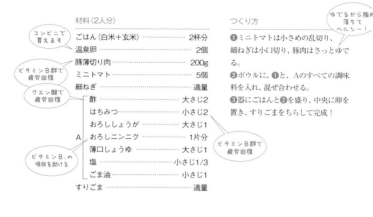

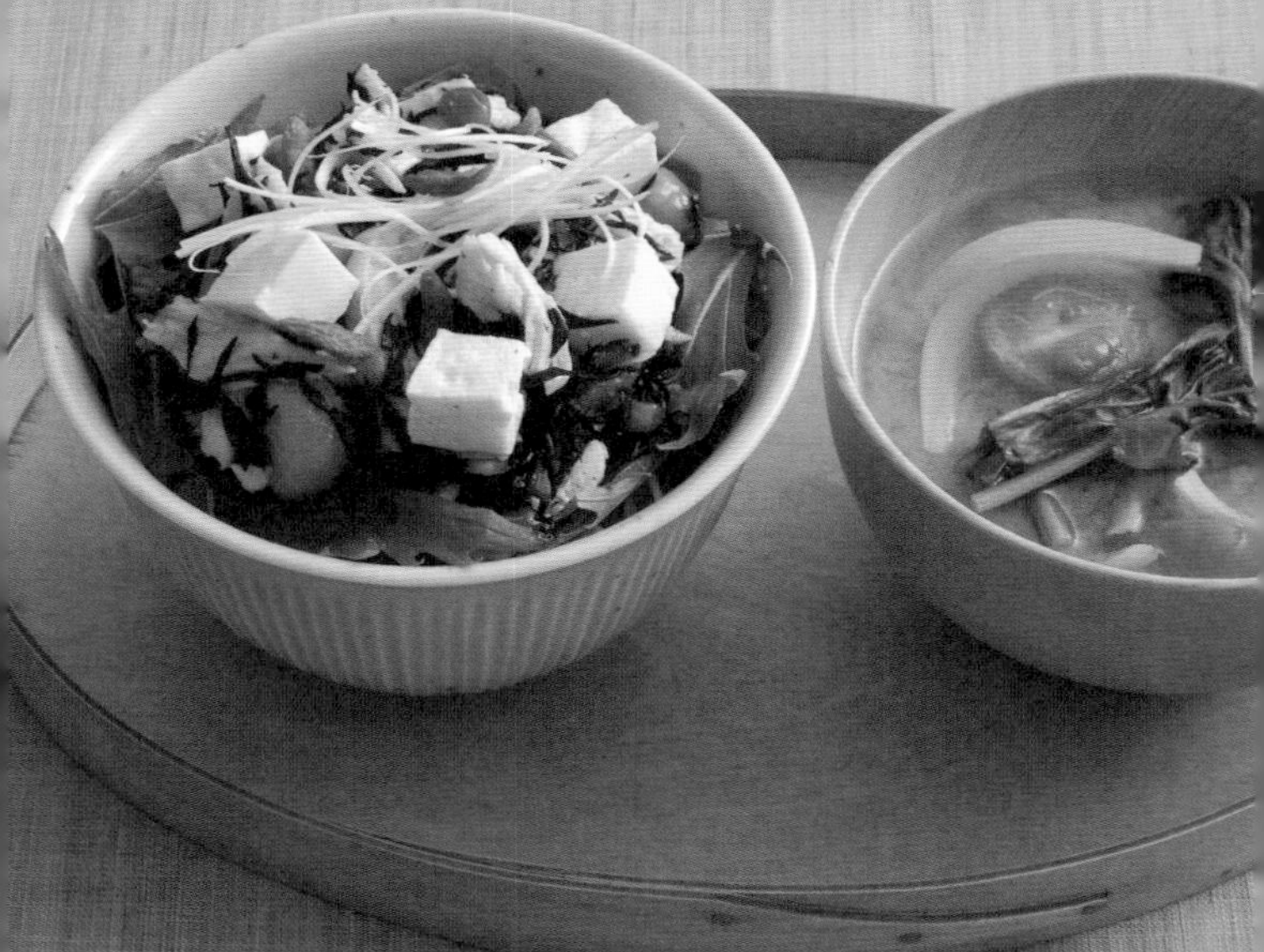

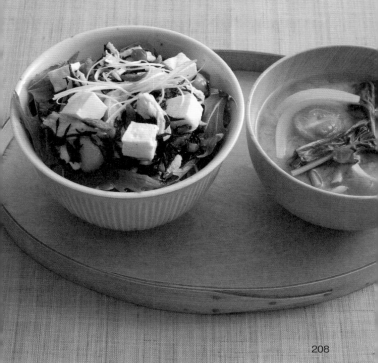

◉鶏むね肉のさっぱり梅ひじき丼

♪もみこんでチンするだけ、火は使いません！

材料（2人分）

ごはん（玄米＋白米）	各どんぶり1杯分
鶏むね肉	150g
乾燥ひじき	10g
水菜	1株
木綿豆腐	1/4丁
白髪ねぎ	10cm分
（5cmほどのねぎに切り込みを入れて開き、芯を除いて、繊維に沿って細切りにしたもの）	
なめこ	1/2袋
クコの実	適量
塩糀（鶏肉用）	大さじ1
タレ　たたき梅	2個分
タレ　ポン酢	大さじ2
タレ　みりん	小さじ1
タレ　酢	小さじ1

鉄分豊富

ビタミンAとCが豊富な美容フード！

ビタミンB群たっぷり

つくり方

❶ひじきを水でもどす。

❷鶏むね肉に塩糀をもみこんで、15～20分ほどなじませたら、レンジ（500w）で4～5分加熱して手でさく。

❸水菜は5cm長さ、豆腐はサイコロ切りにする。

❹ごはんをどんぶりによそい、❶、❷、❸、なめこ、クコの実を盛りつけ、白髪ねぎをのせる。混ぜ合わせたタレをまんべんなくかけたら完成！

◉余り野菜のみそ汁

♪1品で3色＋大豆製品がとれる

材料（2人分）

ミニトマト	5個
玉ねぎ	1/4個
ほうれん草	1/2把
だし	2カップ
みそ	大さじ1と1/3

リコピンで抗酸化

ゆでてから小分けにして冷凍すると便利

つくり方

❶ミニトマトは半分、ほうれん草はゆでて3cm長さに切り、玉ねぎはくし切りにする。

❷鍋にだしを入れて火にかけ、煮立ったら❶を入れ、火が通ったら火を止める。みそを溶かし入れて完成！

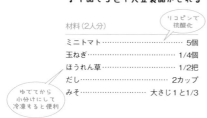

一汁三菜が、なんと1品に！　驚きメニュー 1

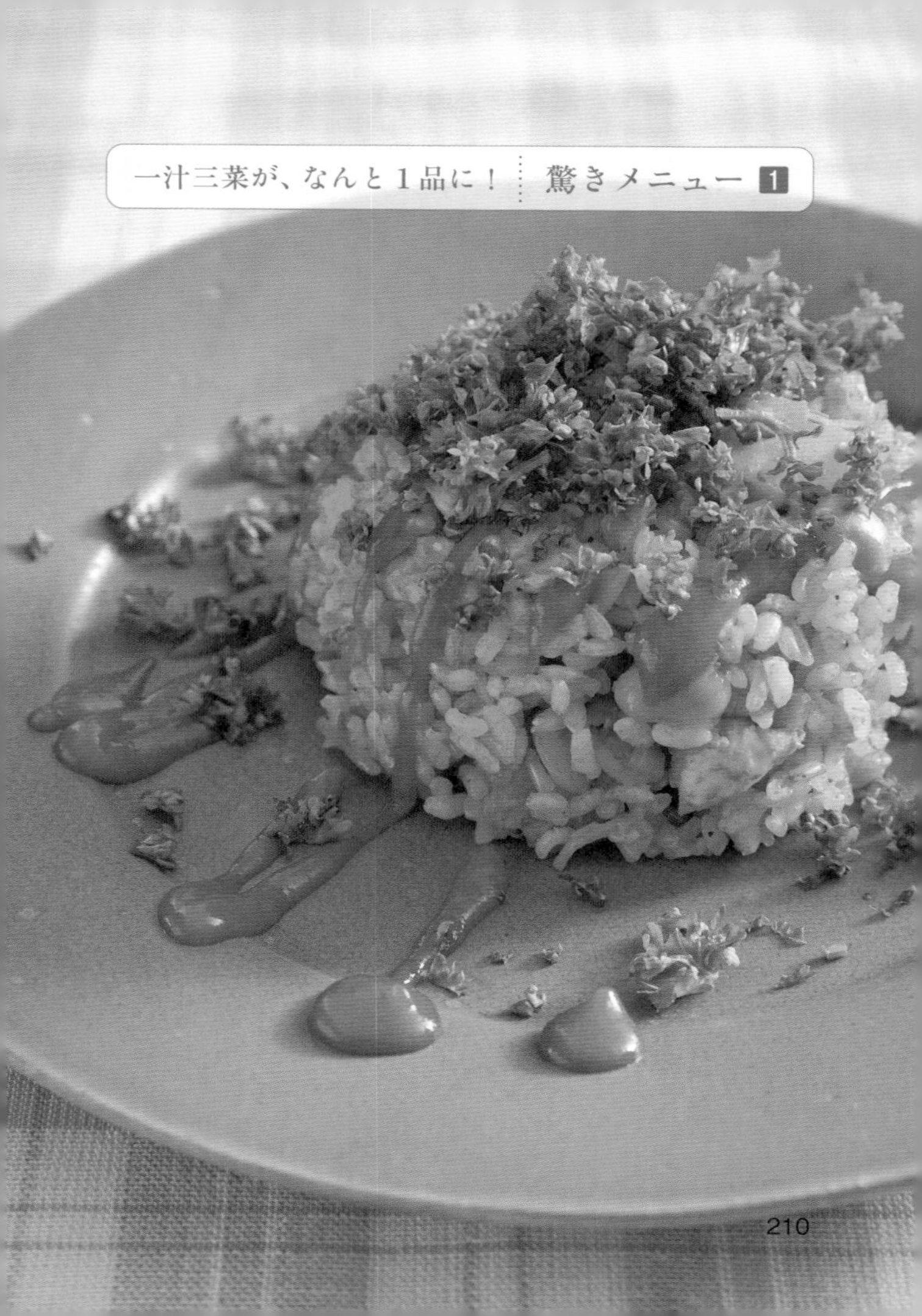

◉炊飯器のボタンを押すだけ！ トマトチキンライス

♪勝負食！　油を抑え、きちんとエネルギーをたくわえる

材料（2～3人分）

（ささみとタンパク質量はほぼ変わりません）

白米		2合
鶏むね肉（皮なし）		150g
玉ねぎ		1/4個
かぼちゃ		80g
にんじん		50g
枝豆（むき身）		50g
トマトジュース（無塩）		300ml
塩		小さじ1/2
ブイヨン		1個
A	コショウ	適量
	パセリ	適量
	ケチャップ（上にかける用）	適量
	粉チーズ（お好みで）	

（冷凍のものを使用すると便利）

（じつは野菜の中で群を抜いて栄養価が高い）

つくり方

（パセリと鶏肉を一緒に食べると栄養吸収率UP！）

❶鶏肉とかぼちゃはさいの目、玉ねぎ、にんじん、パセリはみじん切りにする。

❷A以外のすべての材料を炊飯器に入れ、標準で炊く。

❸炊けたらお皿に盛りつけ、Aをお好みでかけたら完成！

◉お水かほうじ茶を一緒にどうぞ

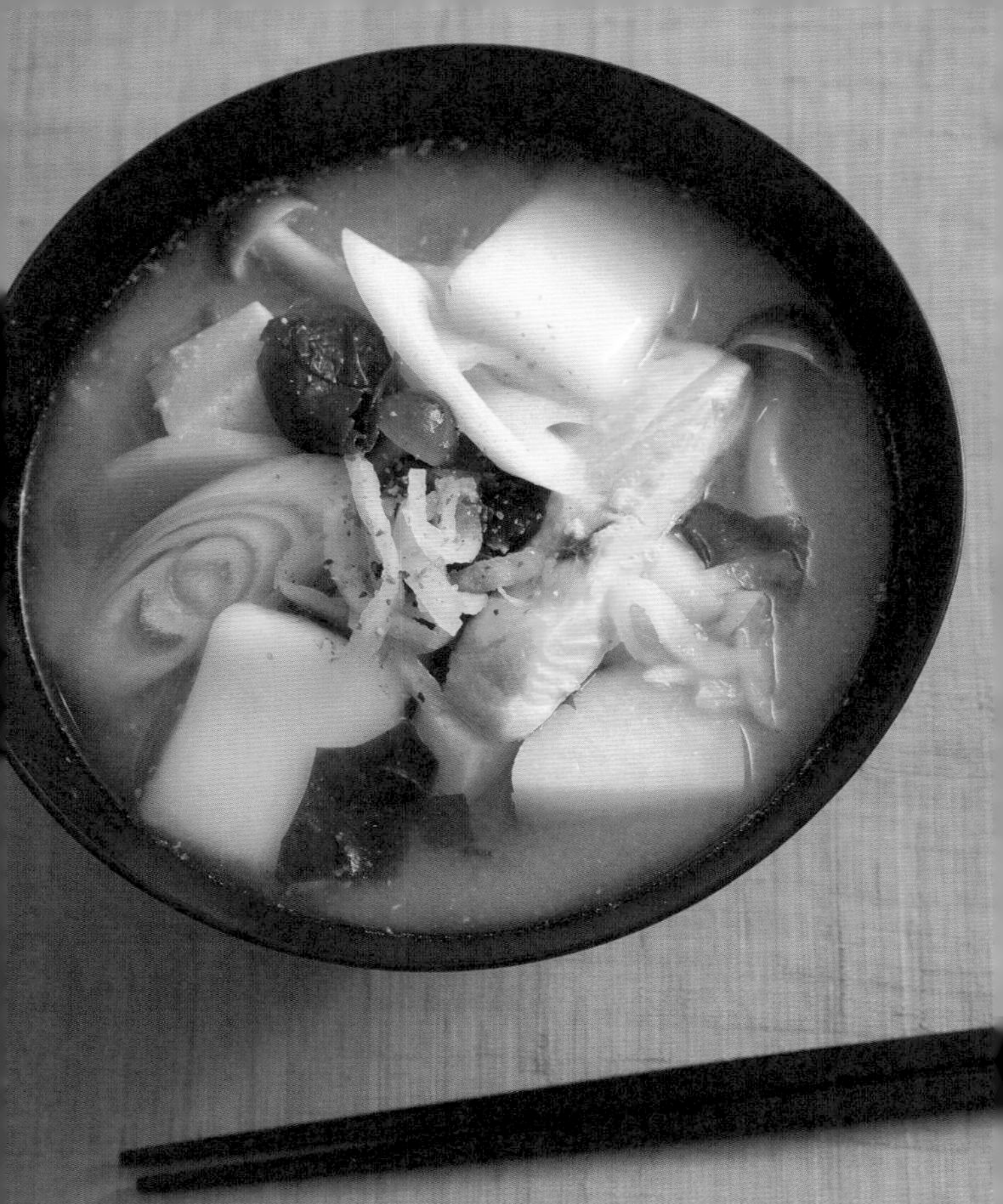

一汁三菜が、なんと1品に！ 驚きメニュー 2

◉お鍋ひとつだけ！具だくさんみそ汁

♪具だくさんみそ汁におもちで栄養満点

オールシーズン、アスタキサンチンをとれる強い味方

乾物は栄養価が高い

材料（3人分）

もち	3個
鮭	2切れ
わかめ（乾燥）	大さじ1と1/2
切り干し大根	10g
高野豆腐	1枚
にんじん	1/2本
しめじ	1/2株
じゃがいも	1/2個
長ねぎ	10cm
おろししょうが	大さじ1
だし	4カップ
みそ	大さじ2と2/3

つくり方

❶わかめは水でもどし、高野豆腐はぬるま湯でもどす。

❷もちは4等分、鮭は3等分、高野豆腐は一口大、にんじんはいちょう切り、じゃがいもは4～6等分、長ねぎは3mmの斜め切りにする。しめじは石づきを取る。

❸鍋にだしを入れて火にかけ、❶と切り干し大根、おろししょうがを入れる。具材に火が通ったら火を止め、みそを溶かし入れたら完成！

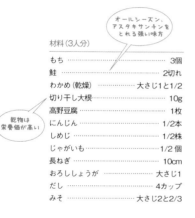

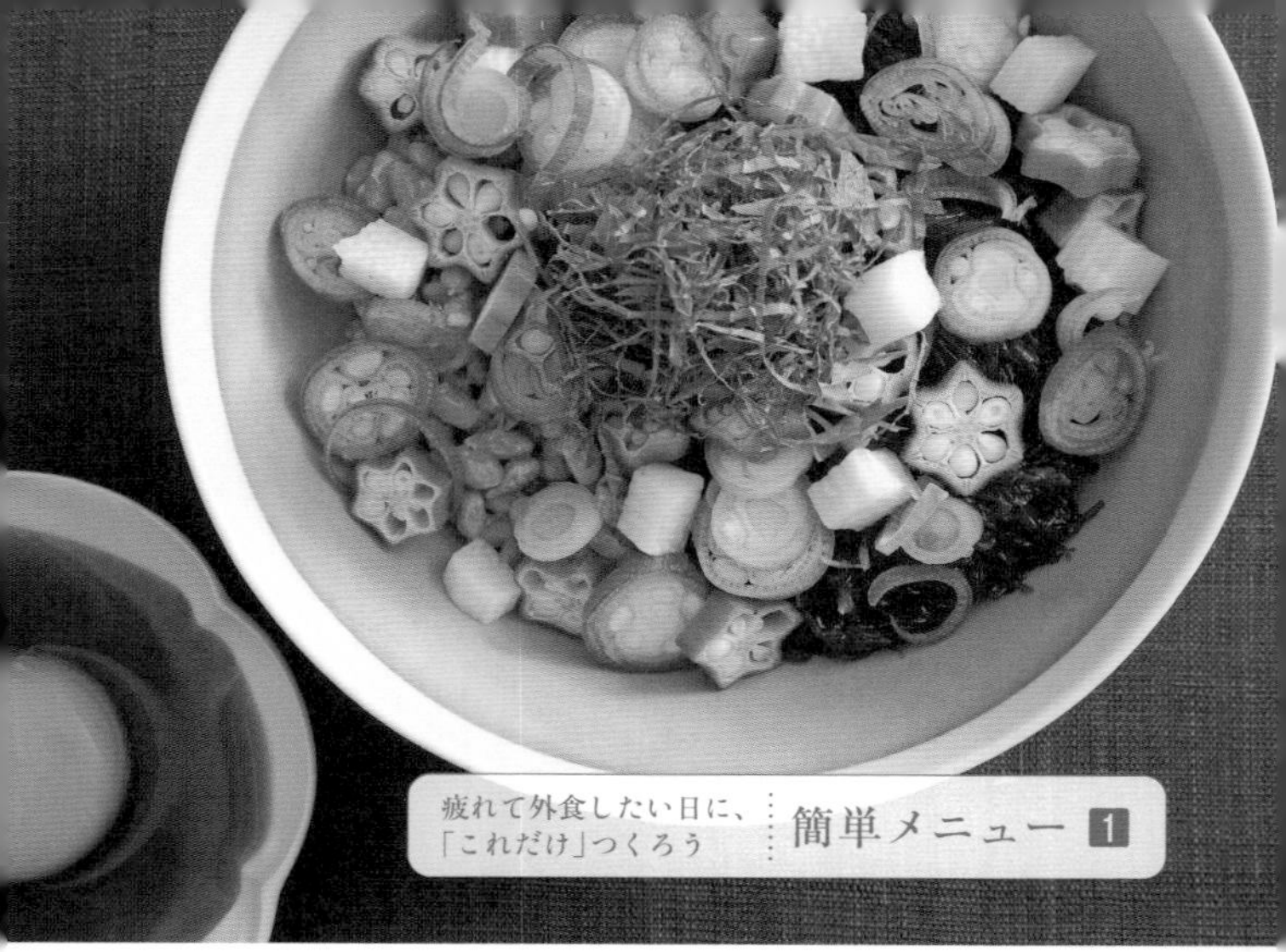

疲れて外食したい日に、
「これだけ」つくろう
簡単メニュー 1

◉切るだけ！　ネバネバ小鉢

♪旬の間はモロヘイヤも入れるとさらに栄養価UP！

植物性タンパク質たっぷり（納豆）
免疫力UP（オクラ）
ミネラルと食物繊維（もずく）

材料（2人分）

納豆	2パック
オクラ	3本
みょうが	2本
もずく	60g×2
山いも	30g
大葉（しそ）	6枚
卵	1個
しょうゆ	適量

つくり方

❶みょうが、オクラは輪切りにし、大葉は細めに切り、山いもも小さめに切る。

❷❶と納豆、水気を切ったもずくをお皿に盛りつけて、卵としょうゆを混ぜ、まわしかけたら完成！

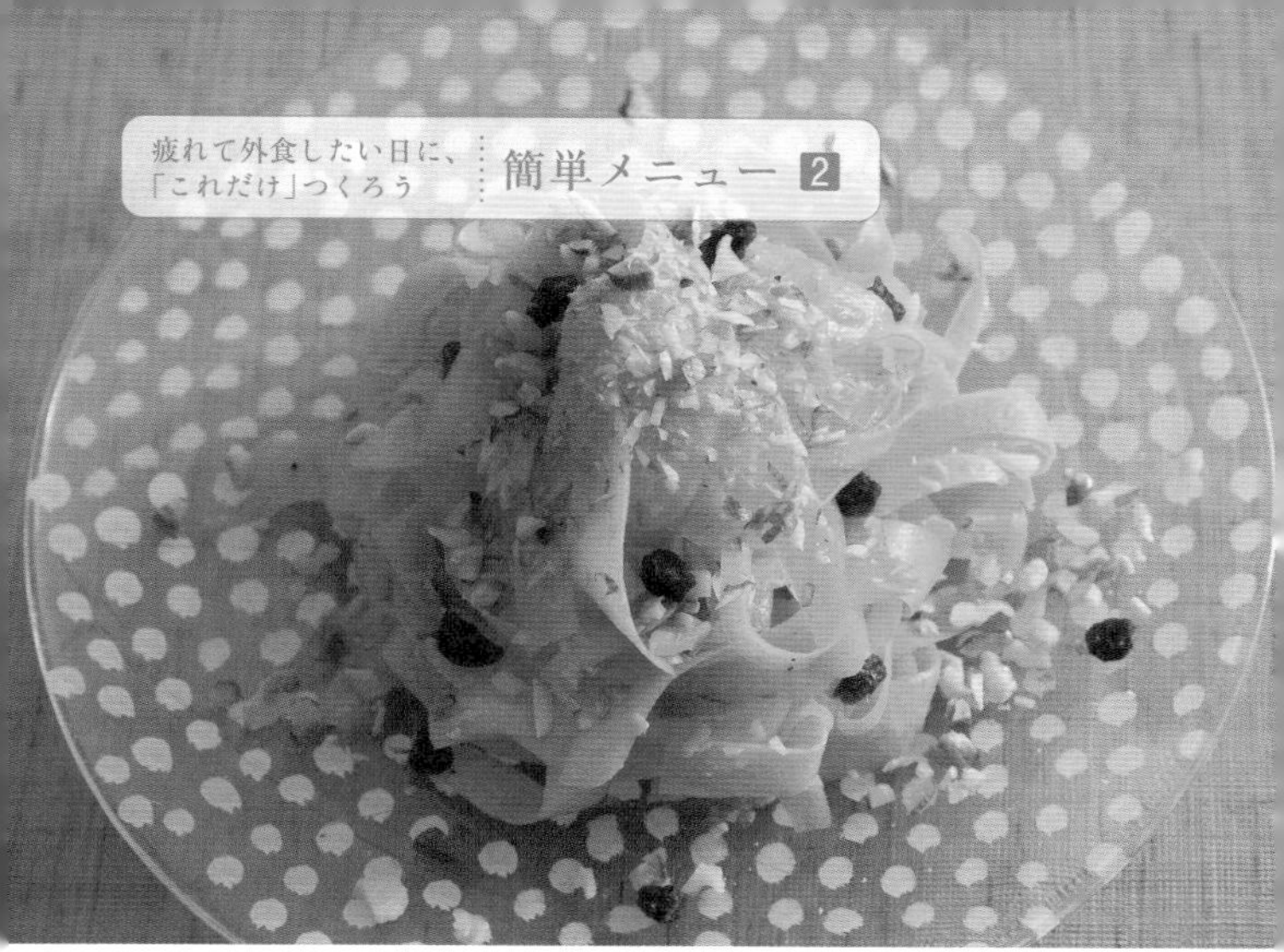

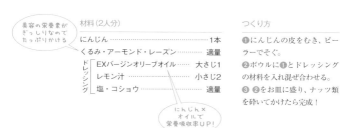

◉火を使わない！ にんじんのビューティーサラダ

♪3～5日はもつので常備菜にもおすすめ

材料（2人分）

	にんじん	1本
	くるみ・アーモンド・レーズン	適量
ドレッシング	EXバージンオリーブオイル	大さじ1
	レモン汁	小さじ2
	塩・コショウ	適量

美容の栄養素がぎっしりなのでたっぷりかける

にんじん×オイルで栄養吸収率UP！

つくり方

❶にんじんの皮をむき、ピーラーでそぐ。

❷ボウルに❶とドレッシングの材料を入れ混ぜ合わせる。

❸ ❷をお皿に盛り、ナッツ類を砕いてかけたら完成！

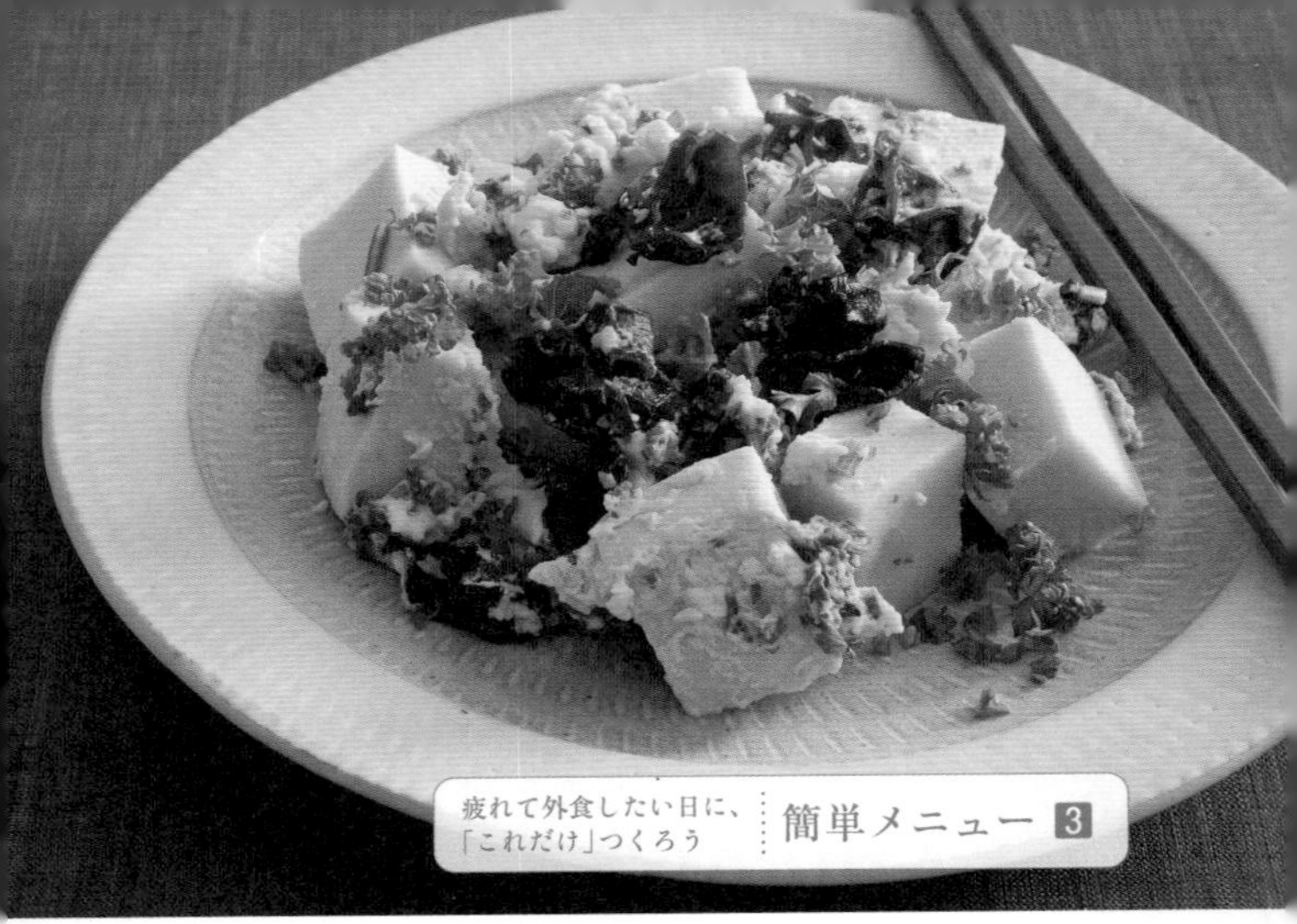

疲れて外食したい日に、「これだけ」つくろう　簡単メニュー 3

◉フライパンひとつ！ 高野豆腐とパセリの卵とじ

♪高野豆腐がうまみを吸ってじんわりおいしい

1日1枚は食べたい栄養素の宝庫

鉄分たっぷり

材料（2人分）

高野豆腐		2枚
キクラゲ		2.5g
卵		2個
パセリ		1本（茎も）
A	だし	150ml
A	砂糖	大さじ1
A	塩	小さじ1
A	酒	大さじ1
A	みりん	大さじ1
A	しょうゆ	大さじ1

つくり方

❶キクラゲは水で、高野豆腐はぬるま湯でもどす。
❷もどした高野豆腐の水をしぼって、一口大に切る。キクラゲは好みの大きさに切る。
❸Aを中火にかけ、高野豆腐とキクラゲを入れて、5分ほど煮る。
❹溶き卵を入れ、固まりはじめたら数回混ぜて火を止める。
❺お皿に盛りつけて、パセリをふったら完成！

熱を通すと栄養価が下がるので、最後にかける

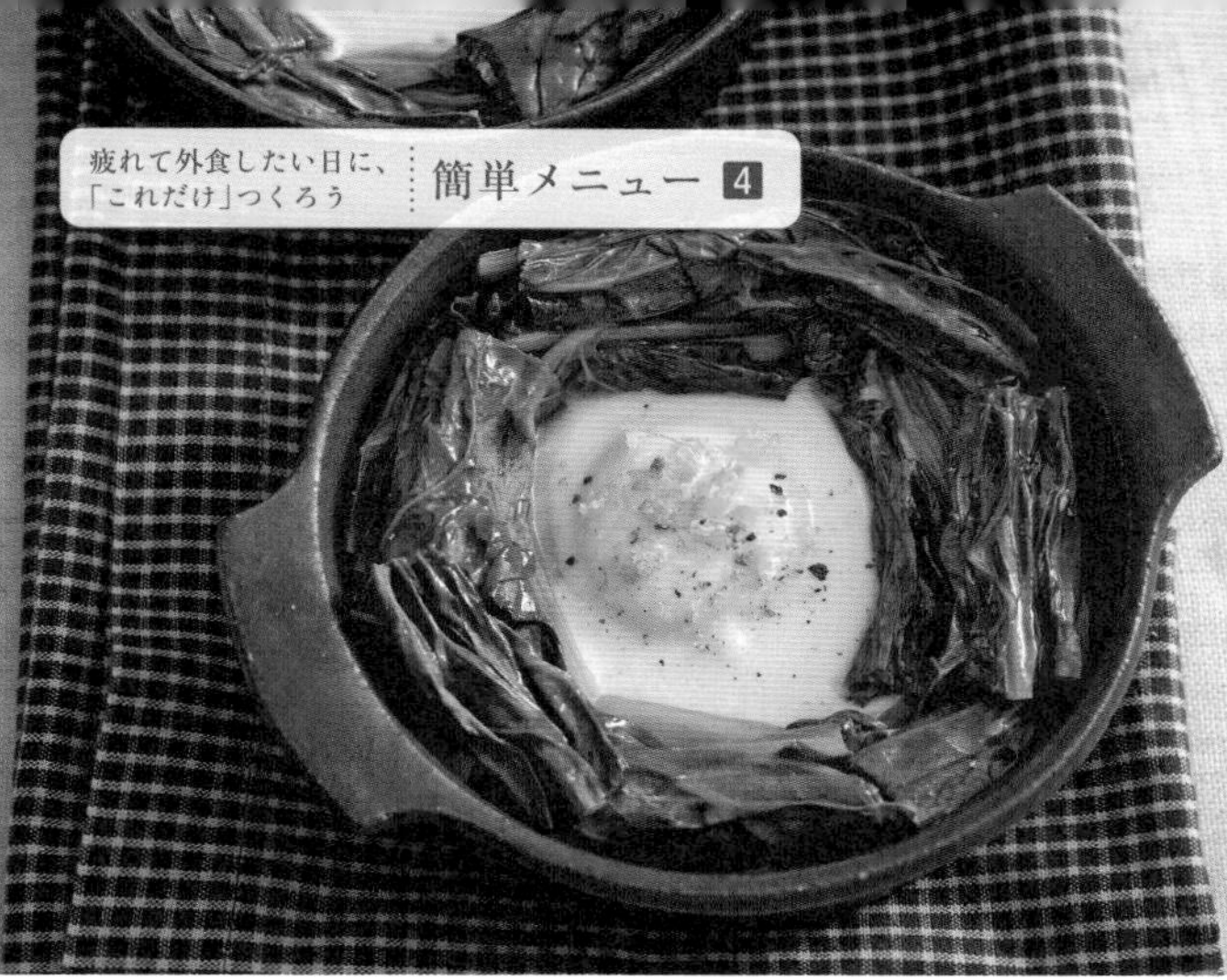

◉洗いものひとつ！ 卵とほうれん草のココット

♪桜えびが調味料がわりになって、味が締まります

鉄分とビタミンC

完全栄養食！

ミネラルの王者！

材料（2人分）

- ほうれん草……1把
- 卵……2個
- 桜えび……適量
- 塩・コショウ……適量

つくり方

❶ほうれん草は5～6cm長さに切る。
❷ココット皿にほうれん草をしきつめ、中央をへこませて、卵を割り入れる。
❸中火にかけて、卵が半熟になったら火を止める。
❹塩・コショウ、砕いた桜えびをふりかけたら完成！
◎完全栄養食の卵ですが、じつはビタミンCが不足しています。そこをほうれん草で補った完全メニュー！

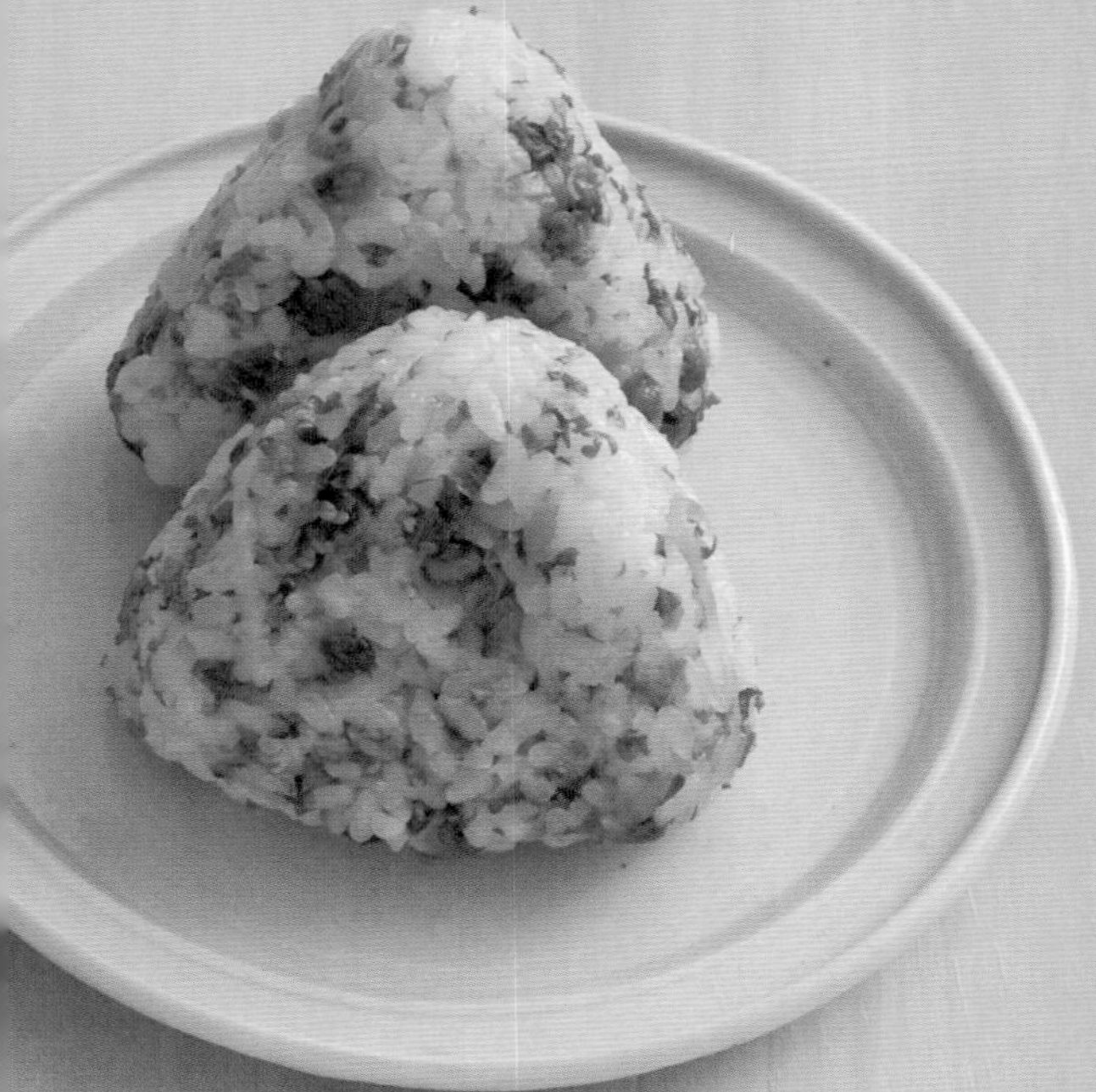

◎あさりの佃煮とパセリのおにぎり

♪手軽に栄養たっぷりのごはん

鉄分豊富、冷蔵庫に常備がおすすめ

材料（2～3人分）

ごはん	2合分
あさりの佃煮（しょうが入り）	30g
パセリ	1/2本

糖質を効果的に使えるビタミンB_1が豊富

つくり方

❶パセリをみじん切りにする。

❷ ❶とごはん、あさりの佃煮をボウルに入れ、混ぜ合わせる。にぎったら完成！

運動前後に食べたい！　栄養補給＋太りにくいメニュー 1

[運動前] エネルギーをとって、ラクに運動しましょう

◉ブルーベリーバナナライススムージー

♪ごはんを使ったスムージー　もちろん栄養満点♡
♪手軽に栄養摂取！

材料（2人分）

ごはん（炊いたもの）	1カップ（200ml）
バナナ	1本
ブルーベリー	1/2カップ
はちみつ	大さじ2
水	1カップ
豆乳	50ml

きなこを混ぜるとより栄養価UP

つくり方

❶すべての材料をミキサーに入れ、30秒ほど混ぜたら完成！
◎やりすぎるともちっとしすぎるので気をつける。

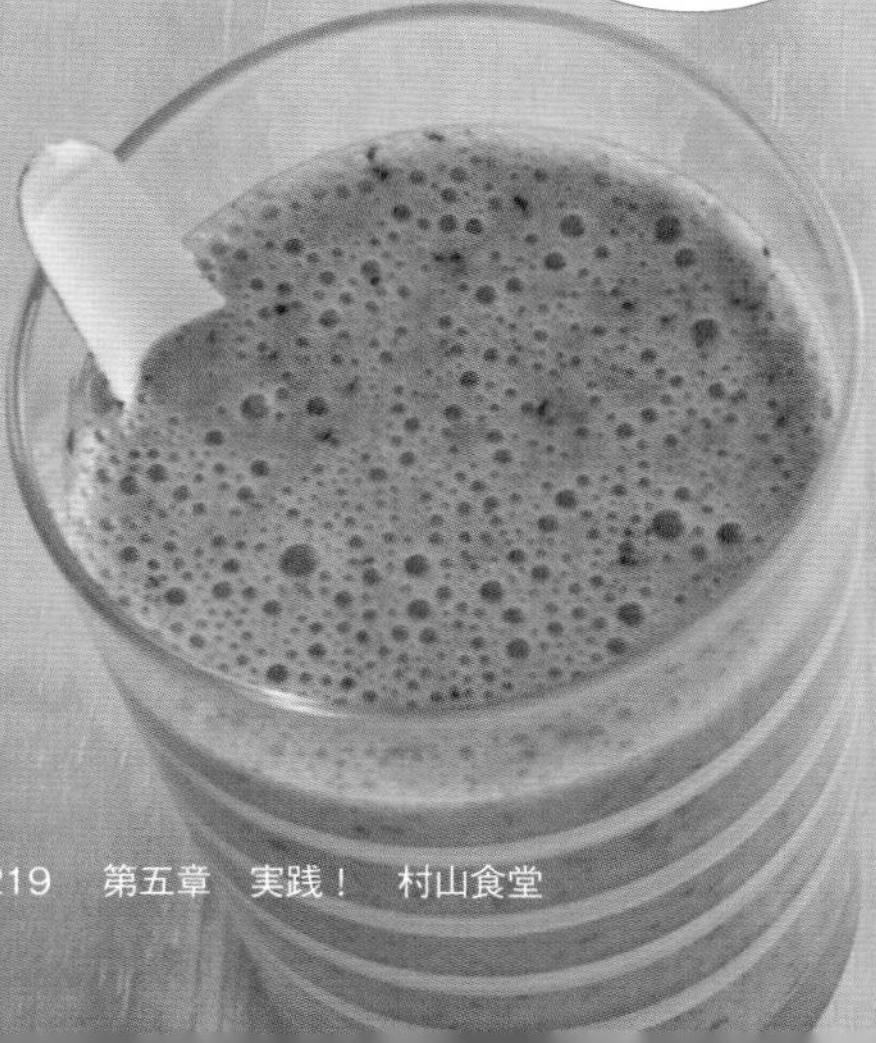

［運動後］糖質＋タンパク質で栄養補給、そして太りにくいメニュー！

◎バナナホットヨーグルト

♪ヨーグルトは温めて効果的に栄養摂取

材料（2人分）

ヨーグルト	400g
きな粉	大さじ2
バナナ	2本
はちみつ	適量
酢	大さじ2

（ヨーグルト）タンパク質とカルシウム
（きな粉）タンパク質たっぷり
（バナナ）失った糖質を取り戻す
（はちみつ）ビタミンB群
（酢）クエン酸で疲労回復

つくり方

❶バナナを輪切りにする。

❷ヨーグルトを耐熱容器に入れてレンジにかけ、500wで40～60秒温める。

❸ ❷にバナナ、きな粉を入れ、はちみつ、酢をかけたら完成！

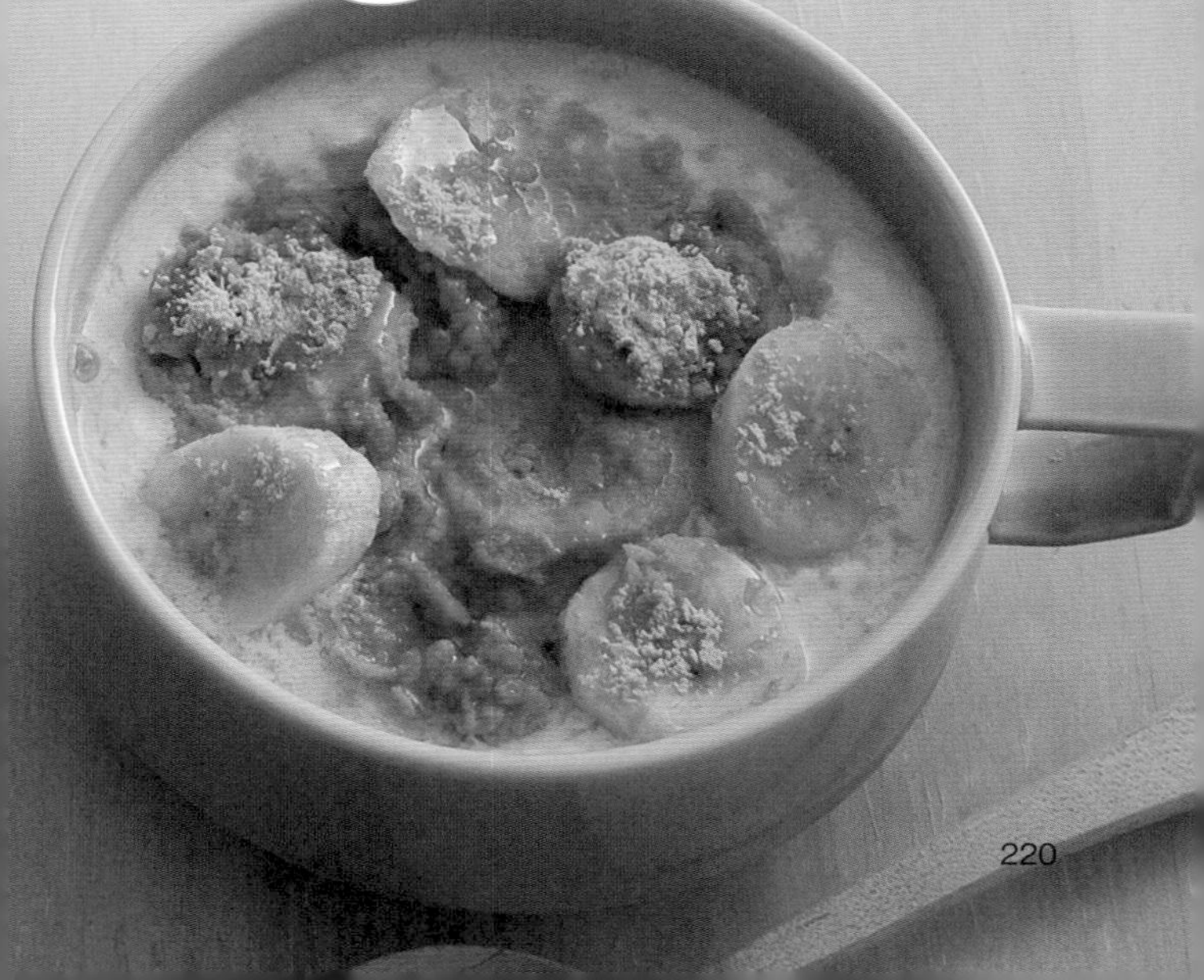

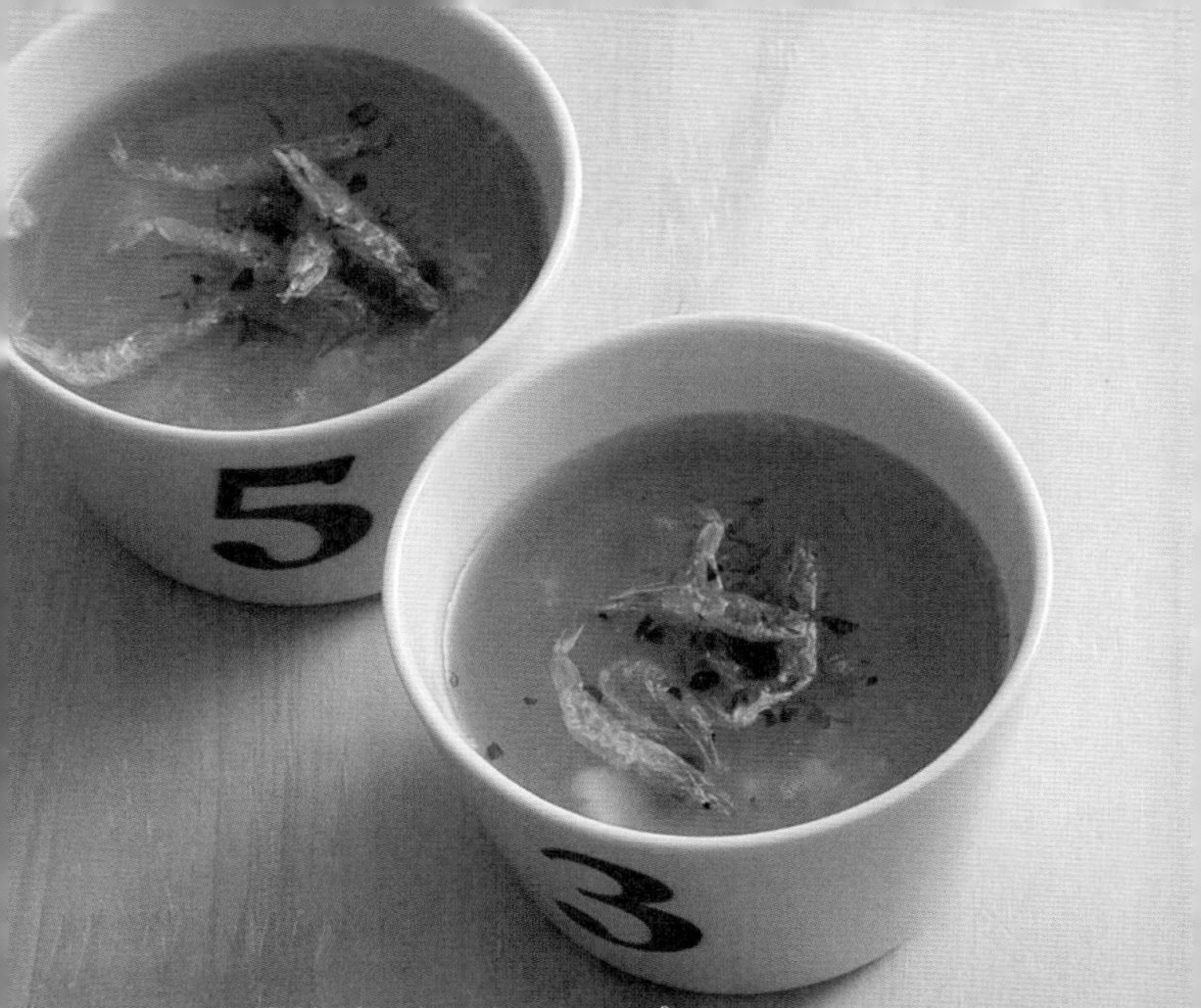

◉納豆と山いものスープ

♪ねばりと塩気でつるっと食べられます。ヘルシーなところもうれしい！

材料（2人分）		
山いも	100g	じゃがいもでもOK
納豆（ひきわり）	1パック	タンパク質で筋肉補修
梅干し	2個	クエン酸で疲労回復
桜えび	適量	カルシウム、鉄分、ビタミンB群、ビタミンE
しょうゆ	大さじ1	
青のり	適量	
水	2カップ	

つくり方

❶梅干しは種を取り、たたく。山いもはすりおろす。

❷鍋に水を入れ、煮立ったら、山いも、梅干し、納豆、桜えびを入れる。

❸具が温まったら火を止めてしょうゆを加え、器に注ぎ、青のりをふったら完成！

冷蔵庫の代謝を上げれば、あなたの代謝も上がる！

村山家の冷蔵庫を大公開

がらんとした冷蔵庫。もちろんこれより増えることもありますが、これが基本の姿です。

新鮮なものを新鮮なうちに使うことで、効果的に栄養摂取できます。

冷蔵庫の中身を把握していない人は、自分が食べているものも把握していません。まず、冷蔵庫の代謝を上げることから始めましょう！

冷蔵庫に入っているのは8種類だけ

1乳製品（チーズ、低脂肪ヨーグルト） 2大豆製品（豆腐・納豆・みそ） 3あさり、またはしじみの佃煮 4梅干し 5低脂肪牛乳・豆乳 6卵 7肉、魚などタンパク質2種類 8調味料

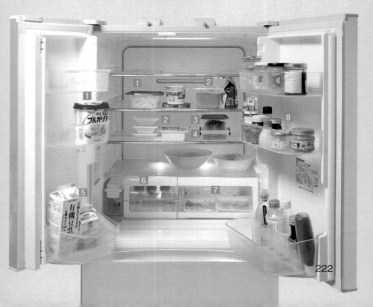

冷凍庫には5種類

1冷凍ごはん 2タンパク質3種類ほど 3野菜（ブロッコリー、ほうれん草、枝豆）4おかず（ギョーザ、ハンバーグ）5しじみ

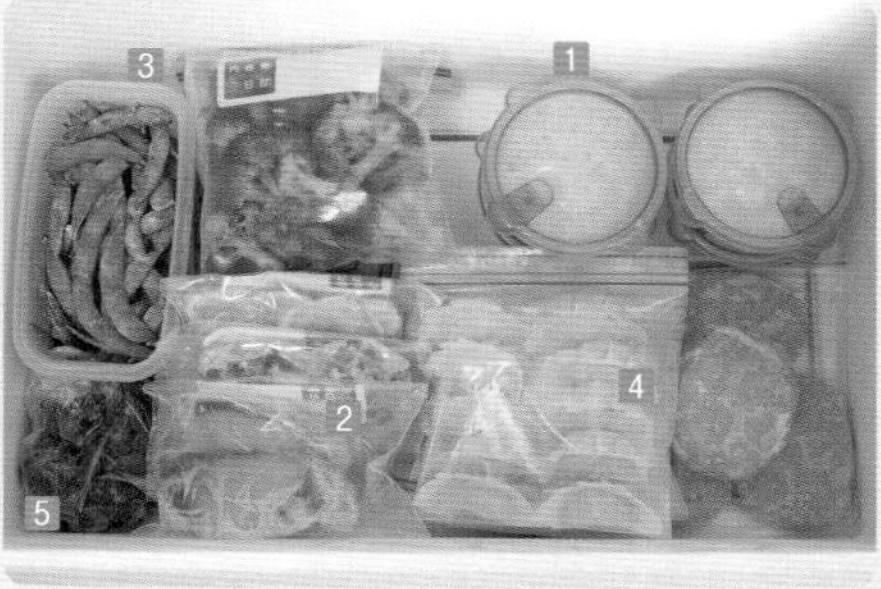

野菜室には3種類

15種類以上の野菜（ひとつはきのこ）22種類以上のフルーツ
3薬味（レモン、しょうが、大葉、みょうが、細ねぎ）

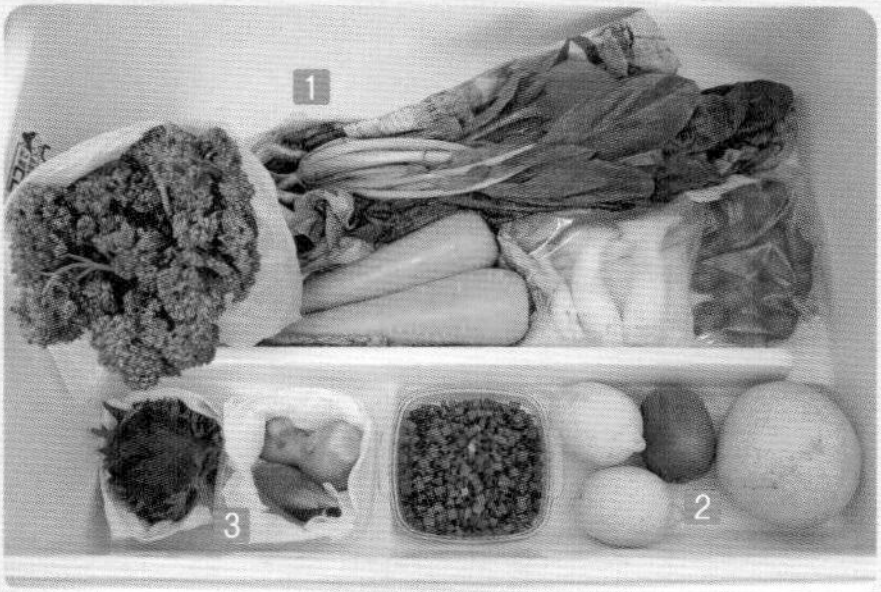

※撮影しやすいように、正しい保存方法と変えている場合があります

乾物に助けられています！

「冷蔵庫をスカスカにしておいたら、毎日買い物に行かなくちゃいけないの……？」

いいえ、そんな必要はありません。

安価で栄養価たっぷりの乾物を常備して、毎日の食卓を彩りましょう。

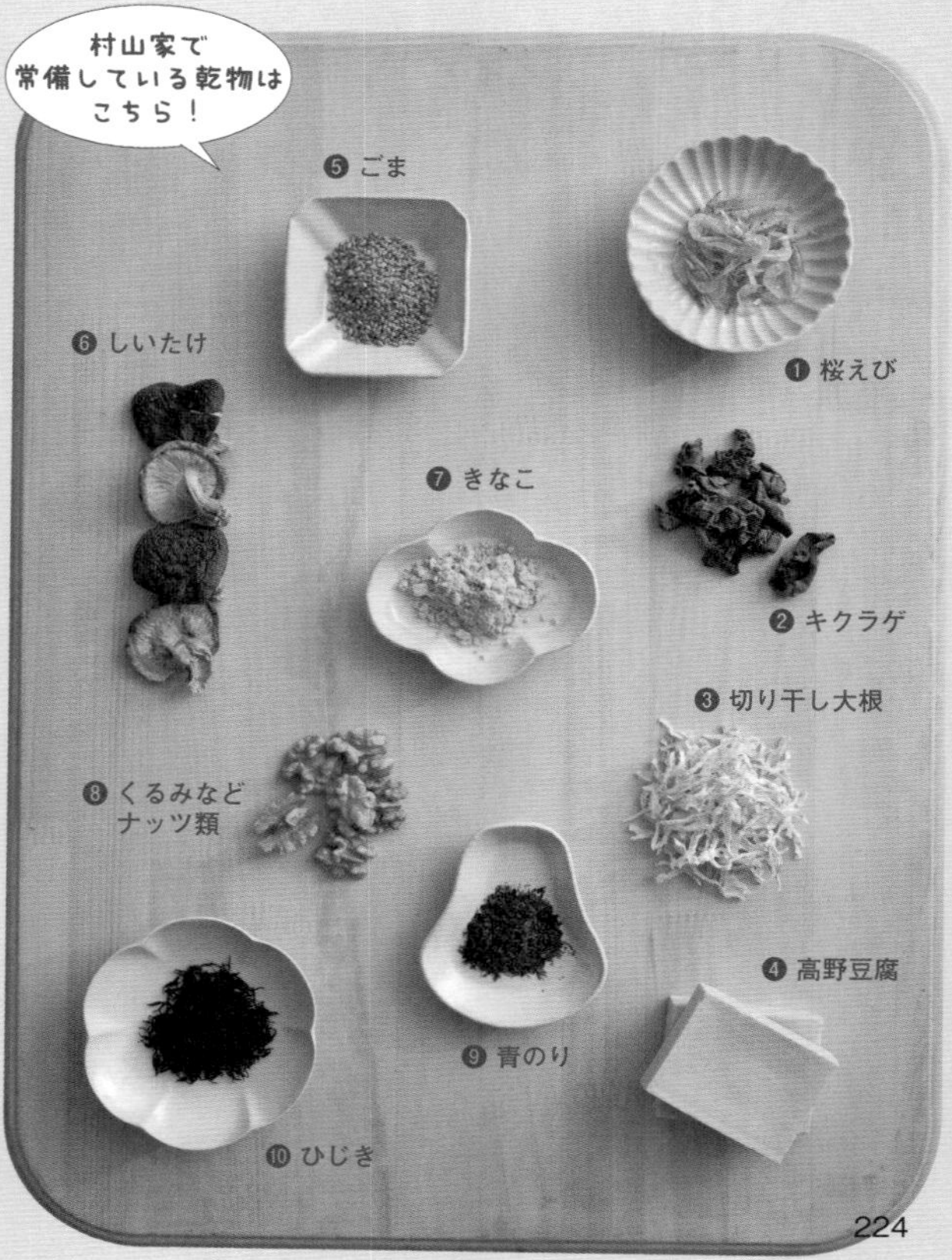

村山家で常備している乾物はこちら！
❶ 桜えび
❷ キクラゲ
❸ 切り干し大根
❹ 高野豆腐
❺ ごま
❻ しいたけ
❼ きなこ
❽ くるみなどナッツ類
❾ 青のり
❿ ひじき

おわりに

私には夢があります。それは自分が年老いたとき、キラキラした元気なおばあちゃんになっていることです。そして何か世の中のために役立てるようなパワーをもっていたい。

トライアスロンのレースに出ると、若い人に負けないくらい元気でチャーミングでとてもハッピーなおじいさんやおばあさんに出会います。

あんなにも美しい笑顔が世の中にあるのだろうかと、私はいつも感動すら覚えます。

私があの年齢になったとき、あの人たちのように輝いていられるでしょうか。彼らのようにちゃんと自分の足で立ち、好きなところに旅行に行き、好きなことを楽しんで、おいしいワインを飲んでいられるでしょうか。

私にとってのゴールはあの人たちです。彼らのように、チャーミングでステキなお年寄りになっていたい。そのために、日々、運動し、食生活に気をつけ、努力を続けているといっても過言ではありません。

若いうちは誰でもきれいです。見た目も、肌の様子も、心の元気さも、ただもう若いというだけでピチピチしていて美しい。

でも、若さという輝きがなくなったとき、自分自身で輝いていられる人になるために、そして年を重ねてますますきれいに、ステキな人になっているために、若いころからの積み重ねが大切だと思うのです。

ときどき不思議に思うのですが、多くの人は長期の生命保険に入ったり、何十年もローンを組んだりして家を買います。それなのに、なぜ自分の食事をおろそかにしてしまうのでしょうか。

生命保険をかけたり、家のローンを組んだりするなら、自分が何十年後かにどんな体で生活を送っているのかにも、思いをはせてみてもいいかもしれません。

一生懸命働いたあと、夫婦で好きなところに旅行しようと思っても、そのときもし健康な体がなかったら、どこにも行けません。持病を抱えていたり、健康に不安があったら、好きなこともできません。

健康な自分がいてこその人生なのです。

年老いても、元気なおじいちゃん、おばあちゃんをめざす。そのためには何も特別なことをする必要はありません。マラソンと同じでコツコツと前を向いて走ることを続けていればいいのです。

もちろんコツコツやっていても、挫折はあるし、途中でリズムが狂うこともあるでしょう。でも「だからダメ」ではなく、またリカバリーして始めるクセをつければいいのです。

レースと同じで、人生にも平坦な道、険しい道、いろいろあります。でも何かあっても、また戻る。特別な場所に戻るのではありません。普通であたりまえのところに、また戻ればいい。その「あたりまえ」を積み上げた結果が、あとで差を生むのです。

みなさんに、最後にひとつだけお伝えしたいことがあります。

それは「何を食べるのか」を決めているのは、自分自身だということです。忙しいからとか、時間がないとか、いろいろ理屈はつけられますが、そうはいっても、最終的にそれを食べるか、食べないかを決めているのは「自分」です。

接待に行かなければいけないのは強制だとしても、そこで何を食べ、何を食べないかを決めるのは自分です。だからどんな状況でも自分で判断できるのです。

置かれた状況の中で最善を尽くしましょう。

ふたつの選択肢があったら、つねに自分の健康や将来の人生にとってプラスになるものを選んでいく。それも積み重ねです。

私のまわりにいるステキなおじいちゃんやおばあちゃんたち。彼らの人生は、いまがいちばん輝いているのだと思います。

人生の最後にいちばん楽しく輝く。いい人生だったな、と振り返ることができる。そんな人生を私も送ってみたいと思います。

だからいまからコツコツと普通のことを積み重ねています。

私は年をとるのが楽しみでしかたありません。年をとるごとに、だんだんと人生がよくなっていって、人生の最後に最高の幸せと喜びを得る。そのゴールをめざして、いまからコツコツと「あたりまえ」を積み重ねています。

最後になりましたが、栄養面についてていねいにご指導いただいた管理栄養士の篠原絵里佳さん、たくさん協力してくれた大事な家族、友人、一緒に本をつくってくれた辻由美子さん、城素穂さん、邑口京一郎さん。そして、ふたを開けてみたらトライアスロンのチームメイトが編集を担当してくれたことに縁を感じる、根気強くつきあってくれたサンマーク出版のるりちゃん、タカトモさん、そしてこの本が出るきっかけをつくってくれた佐藤富美子さん、そして手にとってくださった皆様に、心より感謝します。

村山　彩

二〇一三年一〇月

単行本　二〇一三年　サンマーク出版刊

サンマーク文庫

あなたは半年前に食べたものでできている

2022年2月 1 日　初版印刷
2022年2月10日　初版発行

著者　村山 彩
発行人　植木宣隆
発行所　株式会社サンマーク出版
東京都新宿区高田馬場 2-16-11
電話 03-5272-3166

フォーマットデザイン　重原 隆
本文DTP　山中 央
印刷・製本　株式会社暁印刷

落丁・乱丁本はお取り替えいたします。
定価はカバーに表示してあります。

ISBN978-4-7631-6129-1　C0130

ホームページ　https://www.sunmark.co.jp